対人関係のイライラは医学的に9割解消できる

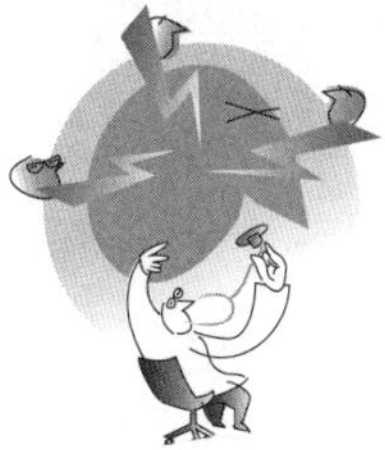

江の島弁天クリニック院長
松村浩道

マイナビ新書

はじめに

一億総ストレス時代とも揶揄《やゆ》される現代において、私たちは日常生活のいたるところでストレスを感じながら毎日を過ごしています。本書を手にしてくださった皆さんも、日々ストレスフルな環境に身を置かれ、ついイライラしてしまうことに多かれ少なかれ悩んでいらっしゃるかも知れません。

本当は人にやさしくしたいのに、ついカチンときて、感情的な言葉を発してしまう。あるいは、本当は平静な心持ちでありたいのに、つまらないことでイライラしてしまう。きっと誰にでも身に覚えがあることかと思います。

でも、こうしたことが続くと、人間関係や仕事がうまくいかなくなってしまったり、自分のことを許せなくなったり嫌いになったりしてしまうこともあるでしょう。

かといって、そうならないように自分の感情を抑え込もうとすると、それが原因で、極端な場合は、うつ病などの心の病気になってしまうことすらあります。
このように考えると、イライラに代表される一見ネガティブな感情をどのように捉え取り扱うか、ということは、とても大事な問題であることがわかると思います。

ここで敢えて「一見」ネガティブな感情、とわざわざ枕詞をつけたのにはわけがあります。実のところ、ネガティブと思える感情は、長い目でみれば必ずしもマイナス面ばかりではありません。むしろ逆に、それらを活用して成長の糧とすることもできるのです。

本書では、まずイライラという感情を正しく理解するための医学的な背景を、主にストレス学の観点からみていきます。
同じような状況であるにも関わらず、ついイライラしてしまう人とあまり動じない人とでは何が違うのか。その理由を分析し、それをさらに「心・体・行動・

スピリット」の側面から掘り下げ、各々に対して「困難を乗り越える力＝レジリエンス」を高める方法を紹介します。

一般にイライラしやすい性格のことを「イライラ体質」などといったりしますが、この言葉は文字通りイライラ「体質」、体の問題がたぶんにある、ということも表しています。身体は生命現象を営むうえでの基礎として非常に重要で、まずは食事・栄養・運動などにより、身体を整えることでイライラ体質を改善することについて解説します。

そのうえで、イライラの具体的な取り扱い方や対処法について第4章以降でみていきますが、ここではすぐに実践できるイライラをクールダウンさせるための具体的な方法のほか、臨床の現場でも活用されている心理療法からイライラ対処法を学んでいきます。

そして第5章の最後に、ストレスを心身に悪影響を及ぼす元凶とみなすか、成長の糧になる有益なものと考えるか、その捉え方ひとつで、心身に及ぼす影響が

180度変わることもあるという事実をもとに、イライラの捉え方について再び考えます。

最終章では、「感情をコントロールする」ことそのものを手放すこと、について掘り下げていきます。これは主に、最新の認知行動療法にも応用されている「マインドフルネス」という考え方に基づいており、じっくり時間をかけて取り組むべきアプローチになります。

マインドフルネスのルーツを辿ると、2500年前のブッダの教え＝ヴィパッサナー瞑想にまで行き着きますが、ブッダは、人々を苦しみから解放し心の平安に導くのはこれ（ヴィパッサナー瞑想）しかないと言いきったといわれます。

本書が読者の皆さまにとって、イライラを解消するだけでなく、より豊かな人生を手に入れるためのお役に立つとしたら望外の喜びです。

対人関係のイライラは医学的に9割解消できる

目次

第3章　イライラ解消！「身体」へのアプローチ～食事、栄養、運動、そして温泉！

第4章　イライラ解消！「心・行動」へのアプローチ〜すぐに役立つイライラ対策

第5章　認知行動療法・対人関係療法・アサーションに学ぶイライラ対策

第6章　感情をコントロールすることから解放されよう

第1章

イライラを正しく理解するために

この本では、たとえイライラを感じたとしても、それにあまり囚われずに上手に対処する方法や、そもそも特に理由もなくイライラしてしまう背景に何があってどう対処したらよいか、さらにはイライラを自分自身の成長に活用するための方法などを、主に「ストレスマネジメント」の観点から解説していきます。

まずはそのための準備も兼ねて、本章では、イライラの弊害を詳しくみることで、イライラに対して積極的に対処していこうという皆さんのモチベーションを高めていただきたいと思います。

イライラを甘く見ていませんか？

自分から好きこのんでイライラする人はきっといないと思いますが、皆さんは普段、どんな場面でイライラを感じるでしょうか。

とにかく多忙で常に時間に追われているサラリーマンの方でしたら、部下のちょっとしたミスにもイライラしてしまうでしょうし、子育て中の主婦の方の場合には、ただ子供が泣いているだけなのに、ついイライラを感じてしまうこともあるでしょう。

できることなら、誰もが手放したいと思っているであろう、イライラや怒りの感情。しかし実際には、これらの感情は自分ではどうしようもないもの、あるいはイライラしやすいのは生まれつきの性格などとあきらめてしまう方が多いのが現状のようです。

ですがこのような考え方は、イライラの弊害を過小評価している、言葉を換えれば、「イライラを甘く見ている」ともいえます。

実際のところ、**イライラや怒りの感情は、私たちが考えている以上に我々の心身、あるいは人間関係にさまざまな影響を及ぼしている**のです。

だからといって、ここで私は皆さんに、無念無想の境地を目指してイライラを感じないようにしましょう、などと申し上げるつもりは毛頭ありません。そもそも私自身がその境地に遠く及びませんから、土台無理な話です。

イライラとは「心理的ストレス反応」のこと

イライラや怒りがストレスと関係している、ということは、きっと誰もが何となく感じていることだと思います。ですが、そもそもこのストレスという言葉自体、わかっているようでいて、いざきちんと説明するとなると返答に困ってしまうのではないでしょうか。

私たちが日常でも使っているストレスという言葉は、もともとは「機械工学用語」です。**物体に外部から力を加え、引き伸ばしたり縮ませたりしようとしたときに、その物体の内部に起こるゆがみのことを、「ストレス」といいます。**

このストレスという用語を初めて医学用語として使ったのが、ストレス学説の生みの親であり、ストレス学の父ともいわれる生理学者、ハンス・セリエ博士です。セリエ博士以降、ストレスは次のページの図①のように考えられるようになりました。

まず、外部から個人にかかる負荷のことを「ストレッサー」と呼びます。参考までに次のページの図②にストレッサーの分類を示します。

一般的にストレッサーというと、「心理的ストレッサー」や「社会的ストレッサー」を思い浮かべると思いますが、このようにほかにもさまざまな種類のストレッサーがあります。

さて、図①に戻りましょう。ストレッサーが加わった結果、個人の内部に溜まるゆがみのことを「ストレス」といい、それが心・体・行動の面で現れるのが「ストレス反応」です。

皆さんも日常でさりげなくストレスという言葉を使っていらっしゃると思いますが、例えば「仕事で大変なストレスを抱えていて……」という場合、ここでい

図① ストレスの考え方

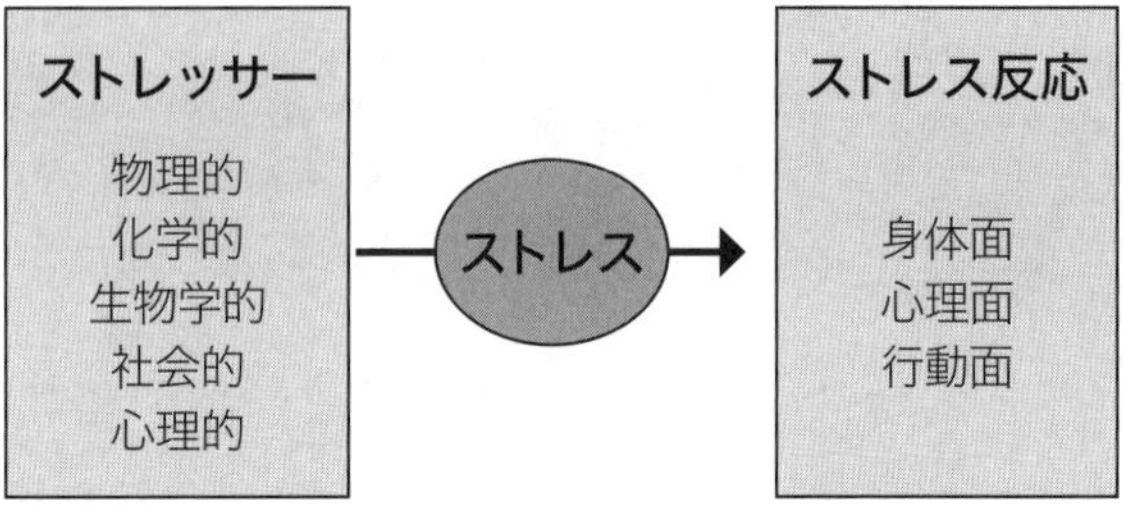

図② ストレッサーの分類と具体例

物理的ストレッサー	温度（高温・低温）、湿度、圧力、浸透圧、放射線、紫外線、電磁波、騒音
化学的ストレッサー	有害物質（化学物質、重金属）、アルコール、たばこ、酸素（過剰・欠乏）
生物学的ストレッサー	細菌・ウイルス、花粉、疲労、睡眠不足、飢餓（栄養不足）
社会的ストレッサー	人間関係、経済状態
心理的ストレッサー	不安、苛立ち、怒り、悲しみ

うストレスとはストレッサーのことになりますし、「最近ストレスがひどくて……」という場合には、ストレス反応を指していることになりましょう。

もうおわかりのように、**イライラや怒りなどの感情は、心理面に現れたストレス反応**になります。一方で、イライラは他のさまざまな心理的・社会的ストレッサーを誘発しやすくなることから、「イライラがイライラを増幅させ続ける」といった、負のスパイラルが生じてしまうわけです。

このようにわけると考えやすいのですが、本書ではこれらを正確に使い分けることにこだわってはいません。皆さんの理解がしやすいと思われる場合には、敢えてそのままストレスというファジーな表現にしてあります。

ストレスは短期的には体にとって有利に働く

ここからの内容は、少し難しく感じられるかもしれませんが、イライラの本質を医学的にご理解いただくために必要な説明となりますので、しばしお付き合いください。

私たちの身体には、普段特に意識しなくても身体を最適な状態に保つための仕組みが備わっています。このように、外部の環境が変わっても、身体内部の環境を一定の状態に保とうとする働きのことを「ホメオスタシス」といい、主に自律神経系、内分泌系、免疫系がその働きを担っています。

自律神経系は、「交感神経」と「副交感神経」から成り立っており、簡単にいえば前者は「緊張状態で働く神経」で、後者は「リラックス時に働く神経」です。

私たちの身体が「ストレッサー」にさらされると、脳内の「視床下部」から「CRH（Corticotropin-releasing hormone）」というホルモンの分泌が増加し、さらにこのCRHの刺激を受けて、「下垂体前葉」から「ACTH（Adrenocorticotropic hormone）」の分泌が促されます。

ここまでは脳内のできごとですが、これらホルモンは血流に乗って、遠く離れた臓器に作用を及ぼします。具体的には、このACTHが「副腎（腎臓の上に位置するクルミ大の器官）皮質」に作用し、「コルチゾール」というホルモンの分泌を促進します。以上の、視床下部↓下垂体↓副腎の反応の系列を、その頭文字をとって「HPA系」と呼びます。

同様に、ストレスによって交感神経終末からは「ノルアドレナリン」が、副腎髄質からは「アドレナリン」が分泌されます。これらのホルモンは、ストレスに伴い分泌されるため、一般的に「ストレスホルモン」と呼ばれます。こうした反応は短期的にみると、生体にとって有利に働きます。

どういうことかというと、ここでちょっと原始時代にタイムスリップした気持ちで次のようなシーンを想像してみてください。弱肉強食の狩猟時代を生きるあなたは、ある日どう猛なサーベルタイガーとばったり出くわしてしまいました。もちろん、銃はおろかナイフすら持っていません。

これはまさに生きるか死ぬかの瀬戸際で、これ以上のストレスはそうそうありませんね。こんな状況にも関わらず、もしのんびりとしていたら瞬時に命を落としてしまうでしょう。

ですから私たちは、このような非常事態には交感神経を緊張状態にし、闘うか逃げるかして乗り切ろうとします（以下に続く一連の反応を含め、これを「闘争・逃走反応」、英語では fight or flight response といいます）。

交感神経が緊張すると、前述のアドレナリンやノルアドレナリンの作用により心拍数は増加し、さらに筋肉や血管は収縮し血圧が上がります。

さらに手からの発汗を促し、ものが滑らないようにしたり、瞳孔は散大し遠くまで見渡せるようにするなど、いわば戦闘モードになります。また、このようなときに低血糖では体が思うように動きませんから、血糖を強力に上げる作用のある「コルチゾール」が分泌されます。

コルチゾールは炎症を抑制したり血液凝固を促進する働きを併せ持ちますが、これはつまり、戦闘時に起こり得る炎症や出血に備えているわけです。このようにして**私たちは、自らの体をダイナミックに変化させて外界の変化に対応しようとします。**

こうした生体の仕組みを「アロスタシス」といいますが、我々はこのように**ホメオスタシスとアロスタシスという、相反するような作用を併せ持つことで生命を維持している**わけです。

イライラは、さまざまな病気の原因になる

しかし、本来は短期的な対応であるべき、こうした交感神経の過緊張状態やコ

ルチゾール過剰状態が長く続いてしまうと、さまざまな問題が起こってきます。具体的には、次のページの図③に示すように、「動脈硬化」や「糖尿病」、「高血圧症」、「虚血性心疾患」、「脳血管疾患」などの発症に繋がってしまいます。

実際に、スペインのサン・カルロス大学病院のJose Egido博士らは、「タイプA」と呼ばれる**怒りっぽく攻撃的な性格の人は、健康な人と比べて脳卒中になるリスクが2倍以上高い**ことを明らかにしました。

この「タイプA」という性格による行動パターンの分類は、1950年代にフリードマン、ローゼンマンにより提唱された考え方で、このタイプの具体的な性格と行動パターンとして、

・攻撃的、警戒的である
・時間的な切迫感を持ち苛立ちやすい
・旺盛な競争心と強い目標達成衝動

などを挙げています。

図③　生活習慣病・うつ病とストレス

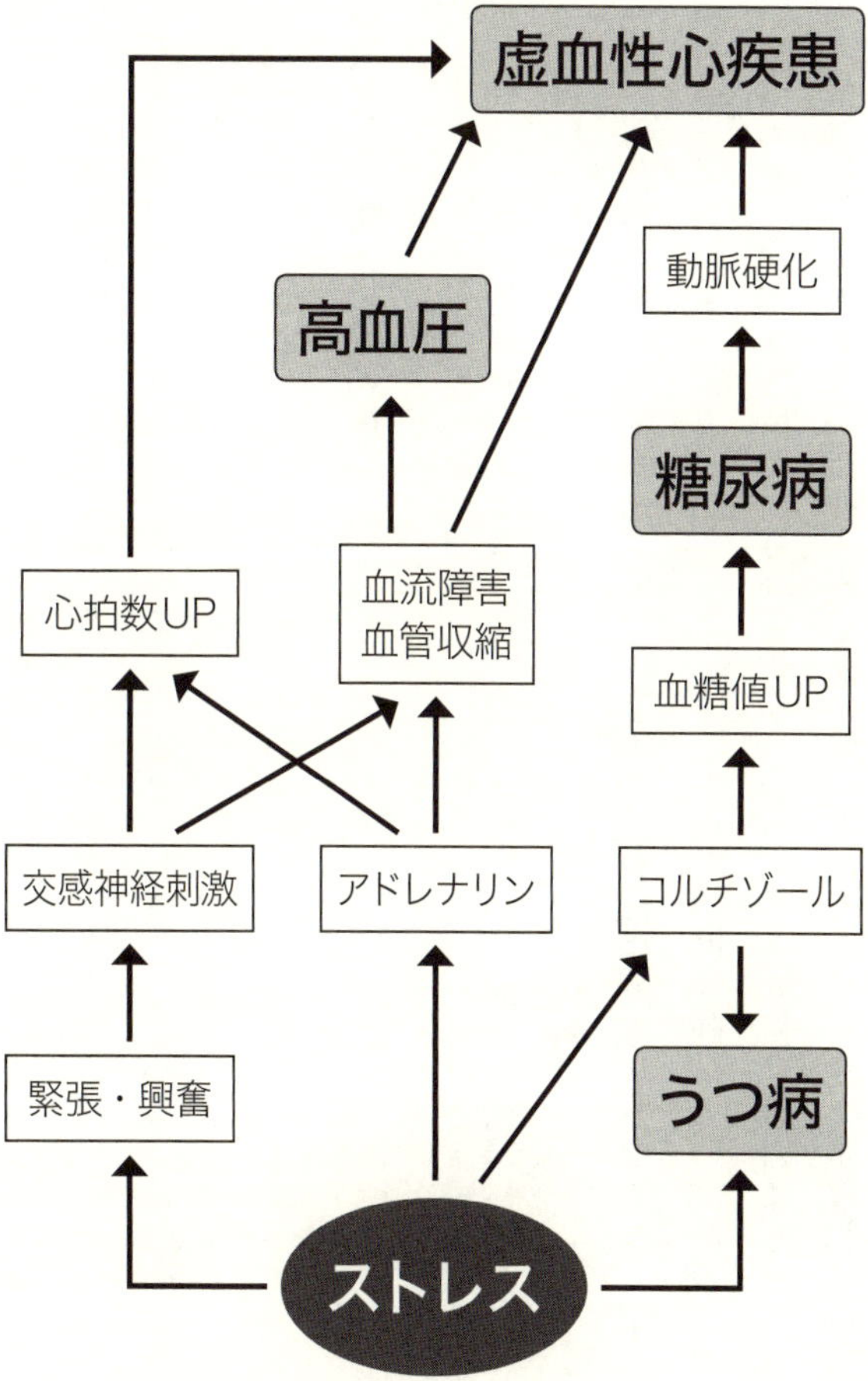

注目したいのは、こうしたタイプAの人は、良いか悪いかは別として、競争社会という今の時代の寵児《ちょうじ》ともいえることです。今後ますます競争社会が加速し、このようなタイプAの人たちのみがもてはやされてしまうことがないことを祈るばかりです。

ストレスとうつ病との関連性

さて、前述した「過剰なコルチゾール」が、うつ病の発症とも密接に関わっていることがわかってきました。

長い間、私たちの脳神経細胞は、成人に達するともはや減る一方であり、新生しないと考えられてきました。しかし近年、記憶や空間認識などに関わる「海馬」においては、晩年まで盛んに神経新生が行われることが解明されました。

ところが、強いストレスが持続することに伴う過剰なコルチゾールが脳に作用し続けると、この海馬での神経新生が抑制されてしまうことが明らかにされたのです。

また、「BDNF（Brain-derived neurotrophic factor）」という神経栄養因子がありますが、これは簡単にいうと、神経の成長を促すタンパク質です。過剰なコルチゾールは、このBDNFを抑制してしまうこともわかっており、このような**海馬での神経新生の抑制やBDNFの減少が、うつ病と密接に関わっていることが特に注目されています。**

読者の皆さんには原始時代の例はおおげさに感じたかも知れませんが、実際に私たちの祖先がこのような状況を生き抜いてきたからこそ、私たちは今ここに生存しているわけです。

もちろん現代ではサーベルタイガーと遭遇することはありませんが、闘争・逃走反応は今なお私たちの心身に刻まれています。逆にこの時代ならではの脅威、すなわち職場での過重労働、対人関係からくるイライラや怒り、不満や焦燥感などの心理的・社会的ストレッサーにより、一連の闘争・逃走反応とそれに伴うさまざまな病気が引き起こされてしまうわけです。

対岸の火事ではない「うつ病」

ここまでみてきたように、うつ病はストレスと密接に関わっています。**厚生労働省の報告によると、日本人の15人に1人はうつ病にかかっているとされています。また、一生のうちにうつ病を経験する人は5人に1人、さらに忙しいサラリーマンの2人に1人は抑うつ状態を経験する**ともいわれています。

ストレス社会と揶揄される現代においては、このように、いつ、誰がうつ病になってもおかしくはありません。決して対岸の火事ではないのです。

後にも述べますが、**イライラがうつ病の症状として出る場合がありますので、注意が必要**です。自分自身はもちろん、家族や友人、部下や同僚などにその兆候がないか、いち早く気づいて症状を進行させないためにも、ここからはうつ病について少し詳しくみていきたいと思います。

うつ病というと、皆さんはどういった症状を思い浮かべるでしょうか。講演会などでこの質問をすると、最も多く挙げられるのが「気分が落ち込む」という答えです。

もちろん、この抑うつ気分は、うつ病の代表的症状です。しかし、うつ病の症状はこれだけではありません。そもそも、「気分が落ち込む」ことは、誰にでもあることです。

では、正常範囲の抑うつ気分とうつ病はどう違うのでしょうか。まず正常範囲内の抑うつ気分は、2週間未満であることがほとんどです。嫌なことがあったりしていったんは気分が落ち込んでも、普通は時間とともに自然に回復するものです。

それに対してうつ病に伴う抑うつ感は、2週間以上持続します。この2週間以上持続する抑うつ気分というのは、うつ病の診断基準のひとつにもなっています。

また、うつ病の場合には、抑うつ気分だけでなく、さまざまな症状が心身の両面で現れます。

以下、典型的なうつ病の症状を具体的にみていきます。なお、ここで敢えて「典型的な」という言い方をしているのは、「非定型うつ病」や「ディスティミア親和型うつ病」などでは、一部の症状が真逆になったりすることがあるからです。

①抑うつ気分

前述の通り、2週間以上持続する抑うつ気分です。通常、2週間の間には休みが入ったりリフレッシュできるわけですが、休みを取っても抑うつ気分が変わらない、という場合には注意が必要です。

②睡眠障害

不眠は、典型的なうつ病の場合ほぼ必発の症状です。睡眠障害は、入眠障害

（寝つきが悪い）、中途覚醒（途中で目が覚めてしまう）、早朝覚醒（朝早くに目が覚めてしまう）、熟眠障害（眠った気がしない）にわけられますが、うつ病の初期には早朝覚醒が出現し、次第にその他の睡眠障害の症状に進展すると考えられています。

③食欲不振

何を食べても美味しく感じない、何かを食べたいという気持ちが湧かない、吐き気がして食べものが喉を通らない、など程度はまちまちですが、この食欲不振もほぼ必発といってよい症状です。

④興味の喪失

何をやっても面白く感じられない、といった症状です。普通は、嫌な仕事はやりたくなくても、自分の好きなことには積極的に取り組めるものです。ところがうつ病の場合には、仕事に対してはもちろん、自分の好きな趣味などに対しても興味が湧かなくなってしまうのが特徴です。

例えば、ゴルフが三度の食事よりも好きで、週末には必ずゴルフ場通いだった夫が、あるときパタッとゴルフをしなくなった、ということから妻が夫のうつ病に気づいた、ということもあります。

⑤性欲減退

加齢の問題もあるので一概にはいえませんが、いわゆる働き盛りの年齢にもかかわらず性欲が湧かない、といった場合には注意が必要です。これも配偶者やパートナーが気づき得る症状です。

⑥思考制止・判断力の低下

初めは自分でも気づかないうちに次第に集中力や判断力が低下してきます。さらに、思考が堂々巡りしてしまったり、健康なときには普通に考えが浮かんで、ものごとをきちんと処理できていたのに、それが思うようにできなくなる、思考抑制・思考制止という症状もみられるようになります。

仕事の効率も落ちることから、残業が多くなるなど悪循環に陥るばかりでなく、重大なミスや事故に繋がることがあります。

⑦感情の制御困難

些細なことでイライラや怒りなどの感情が湧いてそれが長く続いたり、ちょっとしたことで悲しくなって涙が出たりするなど、感情を制御する力が弱まります。

この本の主題でもあるイライラや怒りの感情は、特に対人関係のトラブルに発展しやすく、職場や家庭で孤立してくると、さらにそのことが本人の絶望感に繋がる、といった悪循環が生じやすくなってしまいます。

一方で、イライラする原因はそれなりに思い当たることがあるため、それがうつ病の症状であることにはなかなか気づきにくいものです。最近ちょっとイライラがひどいな、と感じたら、ここに挙げたうつ病のほかの症状がないかどうか、意識するようにしてください。

⑧自責・希死念慮

自分の周りに起こる良くないできごとや結果を、過剰なまでに自分の責任であると捉えてしまったり、根拠もなく「自分は価値のない人間だ」などと考えてしまったりします。それが高じると希死念慮（死にたいという気持ち）になります。

このような場合には、躊躇せずに専門家に相談してください。軽症のうつ病でも、約15％は希死念慮を持っている、という見解もあり注意が必要です。

⑨身体的な諸症状

頭痛、肩こり、のぼせ、喉の渇き、動悸、息切れ、立ちくらみ、胃の痛み、腰痛など、さまざまな身体的な症状を呈することもあります。そのため内科や整形外科、あるいは接骨院や鍼灸院、マッサージ院などを最初に受診するケースが多く、精神科や心療内科受診までの期間が長くなることで、うつ病の治療開始が遅くなる場合があります。

⑩1日のうちで調子が変わる

1日のうちで調子が変わる、日内変動がみられるのも、うつ病の特徴の1つです。朝起きたときが最も調子が悪く、これまでみてきたような症状を強く感じるものの、午後から少しずつ改善し、夕方から夜にかけて調子がよくなる、というのが典型的なパターンです。

ここで気をつけたいのは、調子がよくなる時間があることで、自分や周りの人が気づきにくい、という点です。また、午前中、思うように進まなかった仕事を取り戻そうとして、調子がよくなってきた夕方から夜にかけて無理をしすぎてしまったり、遅くまで接待や付き合いでの飲酒をしてしまうこともあります。

するとと翌日はさらに調子が悪くなるという悪循環に、知らず知らずのうちに陥ってしまいます。余談ですが、飲酒をすることでよく眠れると思っている方がいらっしゃいますが、これは誤解です。

確かに、飲酒により寝つきがよくなる場合はありますが、アルコールが分解される過程で生成されるアセトアルデヒドは、交感神経を刺激する作用があるため、中途覚醒や熟眠障害の原因となり、睡眠の質は明らかに低下します。

第2章

イライラは心だけでなく、身体、社会的な影響もある

第1章では、イライラが及ぼす心身への影響についてみてきましたが、ここからはさらに具体的に、身体への影響・社会的な影響についてみていきます。

心と腸内環境には相関関係がある

人の体の細胞数は約60兆個といわれますが、私たちの腸内にはそれを遙かに上回る数の細菌が共生しており、その種類は300種類を超えるといわれます。

これらの腸内細菌は、人間が食べたものをエサにして、私たちの腸内で独自の生態系「腸内フローラ」を作っています。

体によいといわれる腸内細菌、いわゆる善玉菌と呼ばれるビフィズス菌や乳酸菌がお腹の調子を整えることは、皆さんも経験的に知っていらっしゃることでしょう。ところが最近になって、腸内細菌はこうした一般的な常識を遥かに超えたレベルで私たちの心身にさまざまな影響を及ぼすことがわかってきました。

中でも、「腸は第2の脳」などといわれることもあるように、私たちの心に大きく関わっていることが明らかになってきました。**逆に私たちの精神状態が腸内環境を変化させることもわかってきた**のです。

ストレスが腸内フローラの細菌構成を変化させることは、すでに1940年代には動物実験で示されていました。

人間においては、怒りや不安、恐怖などの心理的ストレスにより腸内フローラが変動することが示されています。

古くはアメリカのNASAや旧ソ連において、強いストレス下での生活を余儀なくされる宇宙飛行士の腸内環境を調べた報告があり、また比較的新しい研究では、阪神淡路大震災前後での腸内環境を調べた報告があります。

人種の違いやストレスの種類の違いにより若干結果が異なるものの、ストレスはいわゆる悪玉菌を増加させ、善玉菌を減少させる方向に作用すると考えられています。

さまざまな問題を起こしてしまう「SIBO」

「SIBO」とは、Small intestinal bacterial overgrowth の略で、日本語では「小腸におけるバクテリアの異常増殖」といった意味になります。ここでいうバクテリアとは、通常は大腸には存在していてもおかしくないものの、小腸で繁殖するとさまざまな問題を起こしてしまう細菌です。

イライラや怒りの感情が心理的ストレッサーとして生体に加わると、アドレナリンやコルチゾールなどの「ストレスホルモン」が分泌されることは先に説明しましたが、このアドレナリンが小腸でバクテリアを繁殖させる原因となってしまうことがわかっています。SIBOはさまざまな疾患の背景因子として注目されています。

一方で、第3章で詳述する神経伝達物質の生成に、腸内環境が密接に関わっていることもわかってきました。セロトニンは、90％以上が腸で作られることが知られているほか、一部の乳酸菌がGABAの調節に関わり、いずれも情動に影響を及ぼすことなどが明らかにされています。

このように、ストレスが腸内フローラの細菌構成に影響するだけでなく、逆に腸内環境が神経系に影響するという双方向の関連性があり、腸内環境がいわゆる「脳腸相関」の主役を担っていることがわかっています。

これが「腸は第2の脳」といわれる理由のひとつですが、実は発生学的にいうと腸の方が先であり、**腸の神経系が進化の過程で次第に発達して全身を統制するようになったのが脳だと考えられています。**こうしたことから、腸は第1の脳というべきだという興味深い意見もあります。

免疫系への影響もある

ストレスにより交感神経の過緊張状態が続くと、免疫細胞のうち「顆粒球《かりゅうきゅう》」

が増加し、相対的にリンパ球は減少します。顆粒球には細菌感染を防ぐ働きがありますが、増えすぎると微小循環障害を引き起こします。

また、顆粒球が役目を終える際に出す活性酸素がＤＮＡの二重らせんを傷つけることがあります。一方で、リンパ球の減少、特にがん細胞を攻撃するＮＫ細胞の減少は、直接的に免疫力の低下に繋がります。このようなことから、**ストレスは、がんの発症にも密接に関わっていると考えられています。**

さらに、アメリカのリディア・テモショックらによる「がん患者の心理」についての統計研究では、その性格的な特徴として「タイプＣ症候群」という考え方が提唱されています。

これは前述した怒りっぽく攻撃的な性格の「タイプＡ」の人とは対照的で、その特徴として、「怒りや不安などの感情を表に出さず、周囲からのストレスに対して、譲歩的・自己犠牲的な反応をすること」とされています。

以上のことから、がんの予防という観点からも、イライラや怒りなどの心理的ストレスへの対処がいかに重要か、おわかりいただけると思います。

人間関係も悪化することに

ここまでイライラが心身に及ぼす影響をみてきましたが、イライラの弊害は心身面だけにとどまりません。イライラや怒りの感情をダイレクトに同僚や部下にぶつけてしまっては、当然のことながら信用を損ねたり、人間関係がギクシャクしてきます。結果的に、周囲からのサポートが得られにくくなり、そのこと自体が心理的なストレッサーになったり、仕事の負荷が大きくなることで、ますますイライラがつのる、という悪循環に陥ってしまいます。

さらに、責任ある立場の人がイライラ感を表出してしまうと、より大ごとになります。テレビなどの謝罪会見で、代表者がその場の感情に任せて怒りをあらわにしてしまったことで世論の反感を買い、その後廃業にまで追い込まれてしまった、というケースも記憶に新しいところです。

また、職場でのイライラを家庭に持ち込んで、つい配偶者や子供たちにまで当たってしまった、という経験がある方もいらっしゃるかと思います。

後に対人関係療法の項目で詳しく述べますが、**家族はあらゆる人間関係のうちでも、最も重要なグループ**に属します。

配偶者に対しては、「きっと許してくれるだろう」という甘えの感情から、つい余計な一言が出やすいものです。

あるいは子供に対しては、コントロールしようという思いが無意識のうちに働いてしまい、それにそぐわない返答があった際などに怒りが出てしまいがちです。

しかし、一度や二度ならともかく、こうしたことが度重なると、少しずつ家族の絆にひびが入ってしまいます。これが結果的に、自分を取り巻くすべての人間関係に影響してきます。

ここまで、イライラや怒りなどの弊害を細かくみてきたのは、イライラを決して甘く見ないでいただきたいこと、さらには**イライラにきちんと対処しようというモチベーションを高めていただきたかった**からです。具体的な対応策に移る前に、ここからは病的なイライラについてみておきましょう。

病的なイライラについて

多かれ少なかれイライラは誰にでもあることです。しかし、それがあまりにも頻回であったり、イライラの度合いが桁違いだったりするならば、病気を疑った方がよい場合もあります。

うつ病については前述の通りですが、以下に他の疾患の具体例を挙げます。

イライラしやすいとか怒りっぽい状態のことを、精神医学では「易刺激性」「易怒性」と呼びます。より正確には、些細なことですぐに周囲に対して不機嫌な態度で反応しやすいのが易刺激性、すぐに怒りをあらわにしてしまうのが易怒性です。

実はこうした易刺激性や易怒性は、ほとんどすべての精神障害でみられる症状ですが、前述したうつ病のほか、双極性障害、統合失調症、強迫性障害、パーソナリティー障害、間欠性爆発障害などに比較的多く認められます。ここでは特に「パーソナリティー障害」についてみてみましょう。

対人関係に問題が生じやすい「境界性パーソナリティー障害」

パーソナリティー（人格）とは、個人の特徴的な考え方や行動の型で、わかりやすくいえば人柄です。当然のことながら考え方や行動は人によって多種多様ですが、中にはその一部が極端に偏ってしまい、自分自身や周囲の人たちを苦しませたり、社会生活に支障を来してしまうような場合があり、そのようなケースを

「パーソナリティー障害」と呼びます。

中でも、感情や対人関係の不安定さ、衝動行為が特徴的なものを「境界性パーソナリティー障害（Borderline personality disorder／ＢＰＤ）」といいます。

この境界性という言葉は、神経症と統合失調症という病気の境界にある症状を示すことに由来しています。ＢＰＤは若い女性に多く、人口の２％程度にみられるといわれています。

よくみられる症状としては、

①憤怒（些細なことから激しい怒りを噴出させる）
②衝動的行動（周囲が驚くような衝動的な行動をとる）
③二極思考（考えや行動が両極端になりやすい）
④見捨てられ不安（人に見捨てられることを過度に恐れ、不安を抱いている）
⑤対人操作（自分を有利にするためウソをついたり悪口を言ったりする）

などで、このような症状が原因で対人関係に問題を生じる場合が多くみられます。
注意しなければならないのは、ＢＰＤの人は、しばしば自殺未遂や自傷行為をすることがあるという点です。

ＢＰＤが発症する原因はまだはっきりとは解明されていませんが、現在さまざまな視点から解明が進められており、大まかな原因として遺伝と環境が大きく関わっていると考えられています。

環境要因として、養育期に養育者が身近にいられなかったなど、養育環境が不十分で愛情関係が築けなかったことや、養育期に虐待などのつらい体験をしたことなどが発症に関連するといわれています。

このように、遺伝的な素因を持った人に、環境要因が重なってＢＰＤが発症する場合が多いと考えられています。

以上、病的なイライラをみてきましたが、**自分でも制御できないほどのイライ**

ラや怒りを感じる場合には、これらの精神疾患が潜んでいる可能性がありますので注意が必要です。

思い当たる節がある方は、自分だけで悩まずに早めに専門の医療機関を受診するとよいでしょう。一方で、自分の周囲の人にこれらの精神疾患が疑われる場合は、対応がなかなか難しいのが実情だと思います。

比較的親しい間柄であれば、病気の可能性について人間関係を壊さずにさりげなく伝えることができるかも知れませんが、職場などの場合では、病気の可能性については触れず、問題となっている行動などに焦点を当てて指摘するようにするのが無難です。

自分が、問題となっている人の同僚であれば上司に、上司という立場であれば家族に相談するなど、当事者に配慮する工夫が必要でしょう。

ストレスコーピングと個人的要因

さて、これまでイライラを主にストレスとの関連でみてきましたが、ここからはいかにストレスを管理するか、という視点で解説したいと思います。ここでもう一度、20ページの図①をみてください。

一連のストレスに対して何らかの対処をしようとした場合、まっ先に思い浮かぶのは、いかに「ストレッサー」を減らすか、ということでしょう。

職場の例でいえば、仕事の量を減らしたり、配置換えするなどがそれに相当します。確かにこの方法は、場合によっては有効な手段になり得ます。

しかし、減らした仕事や配置換えをした後の環境が、その人にとって再びストレッサーになってしまうのであれば、これらを延々と繰り返すのは現実的ではありません。

続いて思いつくのは、「ストレスそのものを発散させる」という方法です。例

図④　ストレスマネジメント

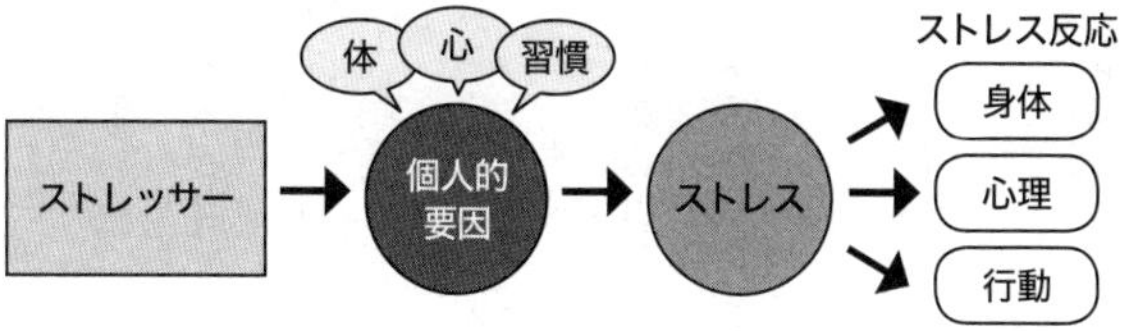

出典：熊野宏昭著『ストレスに負けない生活』（筑摩書房）より。一部改変

えば、友人たちとお酒を飲んだり、カラオケにいって大きな声で歌う、などですが、一時的に効果があったとしても、その場しのぎになってしまう場合が多いものです。

そもそも、同じようなストレッサーがかかっているにも関わらず、それをまったく意に介さない人がいる一方で、うつ病になってしまう人もいるわけです。この違いはどこにあるのでしょうか。

アメリカの心理学者リチャード・S・ラザルスは、同じようなストレッサーを抱えていても、本人がそれをどう捉え、どのように評価し対処するかで、引き起こされるストレス反応が変わることに着目しました。

そしてその対処の仕方を「コーピング」と呼び、個人によって異なることを明らかにしました。このような個人による違いを、個人的要因としてストレッサーとストレスの間に追加したものが53ページの図④です。

これはストレス研究の第一人者である熊野宏昭早大教授による模式図です。ちなみに、職業ストレスに特化したNIOSH（米国国立労働安全衛生研究所）の職業性ストレスモデルでは、ここにさらに「仕事以外の要因」「緩衝要因」を入れて考えます。

このように個人的要因については、体・心・習慣の3つの側面から考える必要がありますが、ここではもう一歩踏み込んで考えてみたいと思います。

WHO憲章における健康の定義の変遷

個人的要因について突き詰めていくと、最終的には人間存在をどう捉えるか、ということに関わってきます。このことを考えるうえでのヒントは、WHO（世界保健機関）憲章における健康の定義の変遷にみることができます。

すなわち、1948年に記された健康の定義では、「健康とは、病気でないとか、弱っていないということではなく、肉体的にも、精神的にも、そして社会的にも、すべてが満たされた状態にあることをいう」とされました。

しかし、それから約50年後に出された改正案においては、これらに「ダイナミック（dynamic）」「スピリチュアル（spiritual）」という2つの言葉が追加されたのです。

私たちは、健康の対極に病気があるという具合に、つい「健康」と「病気」を相反する概念として捉えてしまいがちです。患者さんのお話を聞いていると、ある日突然不運にも病気になってしまった、というように考えていらっしゃる方が少なくありません。しかし、実際には、**病気の芽とでもいうべき状態が少しずつ少しずつ積み重なって、やがてそれが病気として現れる**わけです。

1つ目の「ダイナミック」という意味は、健康と病気は対極にある概念ではなく、それらが動的（=ダイナミック）に繋がっているということを意味しています。

2つ目の「スピリチュアル」については、「肉体的にも、精神的にも、スピリチュアルにも、そして社会的にもすべてが満たされた状態」という部分に追記されました。つまり、人間は、肉体・精神としての存在であるだけでなく、スピリチュアルな存在でもあるのだ、と敢えて言及しているわけです。

このスピリチュアルという言葉をどう日本語に訳すかについては、これまでさまざまな議論がなされ、魂とか、霊とか、人間の尊厳といった訳語が検討されましたが、未だに結論は出ていないようです。

魂や霊という言葉にはどうしても抵抗を感じてしまうという人も多いことから、本書ではそのまま「スピリチュアル」「スピリット」という表現を用いています。

現在、高度に専門化・細分化された西洋医学は、ともすると「臓器別医療」「木を見て森を見ず」と揶揄されることがあります。こうした背景には、デカルト以降主流になった、心と体は別のものであるとみなす心身二元論や、部分を寄せ集めたものが全体であると考える還元主義があります。

しかし、これまでもみてきたように、心と体は密接に関係していますし、人という存在の総体は、決して部分の寄せ集めではありません。また同時に、人は単独に存在するのではなく、それを取り巻く環境すべてと繋がっている存在でもあります。

このような人間存在の全体性を表す言葉として、「ホリスティック」という用語がありますが、この語源となっているのが、ギリシャ語で全体という意味を持つ「ホロス」です。健康を意味する「ヘルス(health)」や、癒やしを意味する「ヒール(heal)」なども同様に、ホロスが語源となっています。

私は、先の「スピリチュアル」という言葉は、こうした全体性を表す言葉であると捉えるとわかりやすいのではないかと考えています。

実は、最終的にWHO憲章の健康の定義は改正には至らなかったのですが、人間存在の本質をボディ・マインド・スピリット三位一体で捉えようとする健康観がWHOで議論されたことは意義深いと思います。

ここからは、困難を乗り越える力＝レジリエンスを高めイライラに対処する具体的な方法を、従来の個人的要因である体・心・習慣に、スピリットを加えた視点でみていきたいと思います。なお、習慣は行動に現れるので、これ以降は便宜的に「習慣」を「行動」に置き換えています。

第3章

イライラ解消！
「身体」へのアプローチ〜食事、栄養、運動、そして温泉！

この章では、まずは体からのアプローチをみていきます。体は、私たちが生命活動を営むうえでの基礎であり、土台です。体がおろそかになると、おのずとほかの部分にも影響が出てきます。

体からのアプローチとして、食事・栄養、運動、そして意外かも知れませんが温泉（入浴）を取り上げて、それぞれが私たちの心身に及ぼす影響を考察しながら、イライラ体質を改善する方法を探っていきます。

イライラと神経伝達物質の関係

はじめに、イライラや怒りと関わっていると考えられる食事・栄養についてみていきます。以下の内容も少し難しく感じられるかもしれませんが、後の理解に必要ですので、しばしお付き合いいただきたいと思います。

神経細胞は、細胞体、樹状突起（他の細胞からの情報を受ける部分）、軸索

（他の細胞に情報を出力する部分）の3つにわけられ、シナプスと呼ばれる接合部において他の神経細胞と情報のやりとりをしています（図⑤）。

このシナプスで情報伝達を介在しているのが「神経伝達物質」です。神経伝達物質は、これまで50種類以上が確認されていますが、特に私たちの精神活動に影響を及ぼすと考えられているのは「ドーパミン」「ノルアドレナリン」「セロトニン」（以上を総称して「モノアミン」といいます）、それから「γ《ガンマ》―アミノ酪酸（GABA／ギャバ）」です。

心に変調を来したときに処方される抗うつ薬や抗不安薬は、これら神経伝達物質を調整することで効果を発揮すると考えられています。

生理学的には、ドーパミン、ノルアドレナリン、セロトニンは興奮性神経伝達物質、GABAは抑制性神経伝達物質に分類されますが、セロトニンは両者のバランサーとしての役目をすることから、これを調整系として考えることもあります。

図⑤　神経細胞の模式図

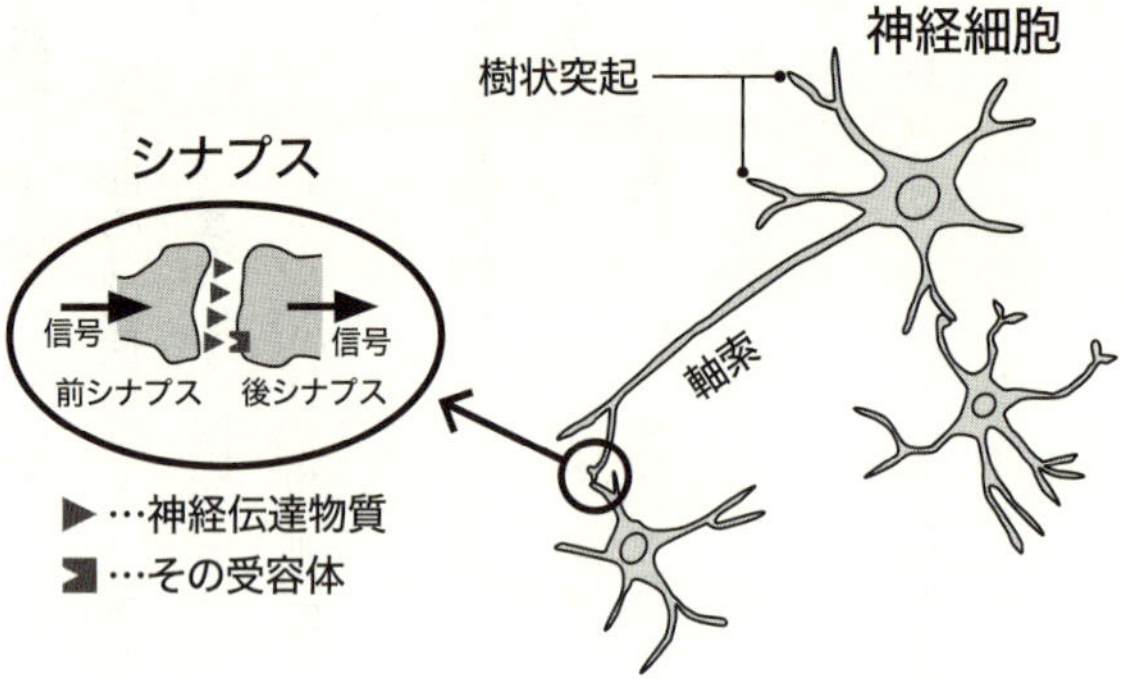

現在、うつ病の原因としてさまざまな仮説が唱えられていますが、そのひとつに「モノアミン仮説」というものがあります。

これは、脳内で前述の**「モノアミン」が不足することでうつ病が発症する、という説**です。逆に抗うつ薬は、相対的にモノアミンの量を増やすことで効果が得られる、と考えられています。

さて、ここまで基本的なことをみてきましたが、**「セロトニンが脳内で不足してくるとイライラしやすくなる」**という考えがあります。

先の章にも述べたように、うつ病の人は本来落ち込んでいるはずなのに、イライラしたり怒りっぽくなったりすることがありますが、それはうつ病同様、脳内でのセロトニン不足が関係している可能性があるのです。本書でうつ病の研究を数多く紹介しているのはそのためです。では、ここからはセロトニンを増やす方法についてみていきましょう。

トリプトファン不足がイライラを起こす

次のページの図⑥に示すように、「セロトニン」は「トリプトファン」から合成されます。トリプトファンは「必須アミノ酸」であり、体内では十分な量の合成ができないため、食事などから摂取する必要があります。

この**トリプトファンが不足すると、うつ病の患者や、うつ病の傾向を持つ人の**

図⑥　神経伝達物質の合成過程

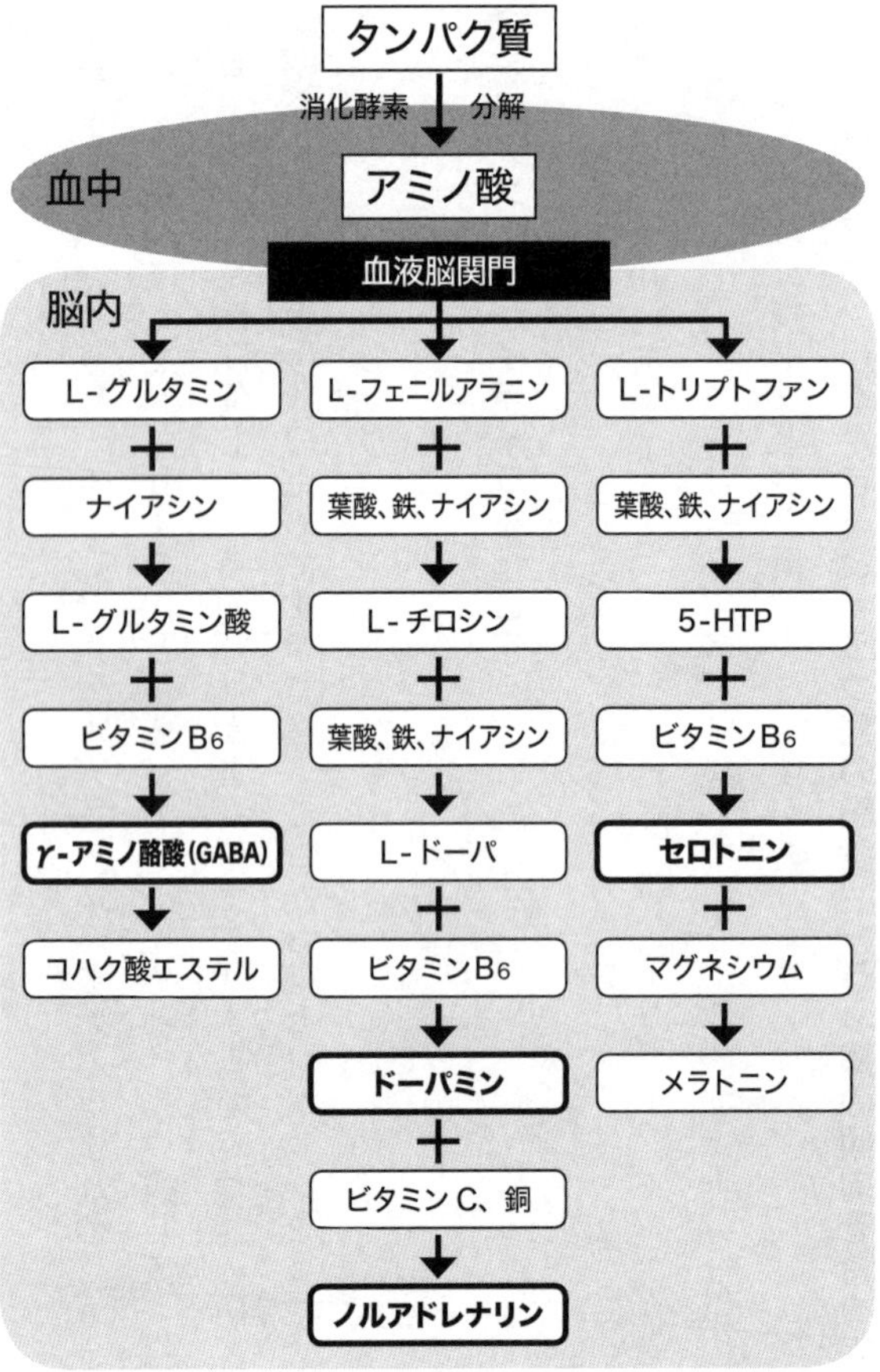

出典：溝口徹著『「うつ」は食べ物が原因だった！』（青春出版社）より。一部改変

抑うつ気分を引き起こす可能性があることは古くから指摘されています。

また、うつ病の患者は、健常な人と比較して血中トリプトファン濃度が低下しているという報告もみられます。

では、トリプトファンを多く含んでいる食材、例えば動物性の肉類・魚介類や大豆などの豆類を食べることで、抗うつ効果が期待できるのでしょうか。

実は、トリプトファンを抗うつ薬と併用して、その効果増強作用について比較した研究がいくつかありますが、有効性を見出した研究がある一方で、否定的な結果もみられ結論は出ていません。

図⑥のように、セロトニンが合成されるためにはビタミンB6が必要ですが、ビタミンB6が過剰になるとトリプトファンが分解されてしまうことがわかっています。

反対に、ナイアシンアミドはトリプトファンの分解を抑制するため、こうしたことから栄養療法のパイオニアであるアメリカのジョナサン・ライト博士は、トリプトファンとビタミンB6、さらにはナイアシンアミドのバランスが重要であり、これを考慮しないとトリプトファンの有効性を過小評価してしまう可能性があることを指摘しています。

いずれにしても、材料としてのトリプトファンが少なければ、脳内で合成されるセロトニンは少なくなりますから、やはりトリプトファンの摂取は重要です。セロトニンが少なくなるとイライラや怒りの感情が起きやすいので、**トリプトファンを多く含んでいる動物性の肉類・魚介類や大豆などの豆類をバランスよく摂る**ことをおすすめします。

セロトニンを増やす方法

①日光、特に朝日を浴びる

セロトニンは日中に多く分泌され、夕方から夜間には分泌が少なくなるという日内変動があります。逆に、睡眠と密接に関係するメラトニンというホルモンは、夜間に多く分泌され、日中は分泌が少なくなります。

実はメラトニンはセロトニンから作られ、私たちの体に相反する作用をもたらします。具体的には、セロトニンは脳の覚醒を促し、メラトニンは睡眠を促す作用を持ちます。朝日を浴びると、夜間に盛んだったメラトニンの分泌が抑えられ、反対に脳の覚醒を促すセロトニンの分泌が促されることになります。

ですので、なるべく早寝早起きの規則正しい生活を心掛けたいものです。朝目が覚めたら、運動の効能も享受できるよう20分程度の散歩の習慣を持つのが理想ですが、その時間が確保できない方は、例えば日が差し込む窓際でお茶を飲む、といったちょっとした工夫をするとよいでしょう。

②リズミカルな運動をする

運動の効能については後に詳述しますが、一定のリズムを刻むような運動を反復して行うことによって、セロトニンの分泌が促されることがわかっています。おすすめしたいのは、早足歩きでの散歩、スクワット、階段を利用した踏み台昇降などです。

脂質が及ぼす影響

最近はテレビなどでも取り上げられるようになってきたのでご存知の方も増えてきましたが、油（脂質）には、積極的に摂るべき油、なるべく控えた方がよい油、摂ってはいけない油があります。まず次のページの図⑦をご覧ください。

これは細胞膜の模式図ですが、このように細胞膜は脂質が重なり合った二重構造をしています。細胞膜には、電解質（イオン）の流入出を調整しているイオンチャンネルというゲートがあり、細胞の内側と外側では、それぞれの電解質で分布が異なっています。

図⑦　細胞膜の模式図

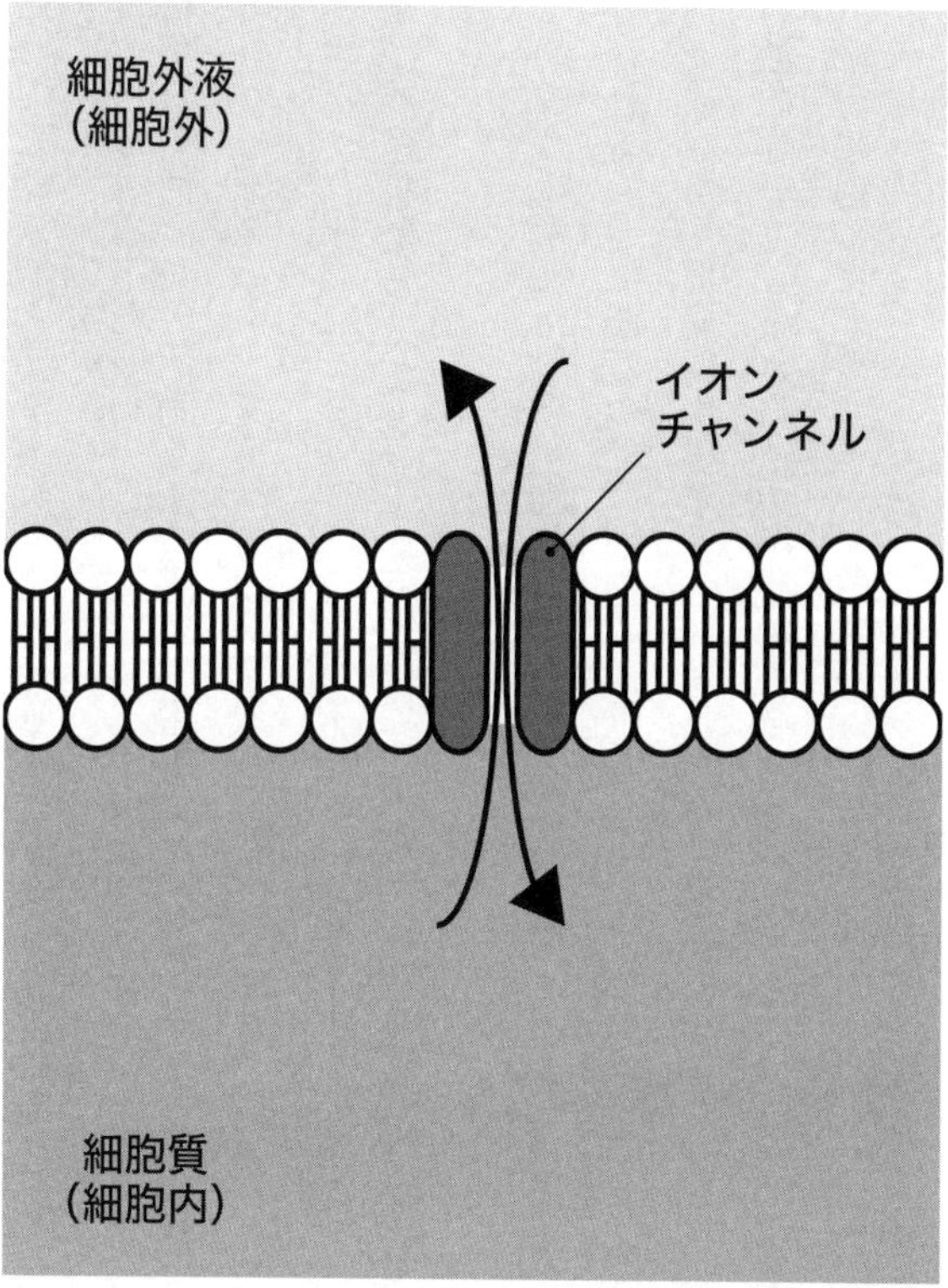

こうした電解質の分布差により、活動していない静止状態の細胞では、細胞内の電位は細胞外に比べてマイナスになっています。

私たちが何らかの活動をする際、一番初めに起こっている生理的な現象が、細胞の外から細胞の中へプラスイオンを取り込むことです。これによって細胞内外の濃度差が逆転することでスパイク電位という電気信号が発生し、これがさらに次々に神経を伝わることで、私たちは体を動かしたり言葉を発したりしているわけです。

このように考えた場合、細胞の膜が軟らかいほど、電解質の流入出がスムーズに行われることになるので、細胞膜が軟らかいか硬いかの違いは重要な問題です。最初に述べた、積極的に摂るべき油、なるべく控えた方がよい油、摂ってはいけない油の違いは、まさにこの細胞膜を軟らかく保てるか、硬くしてしまうか、という部分にあります。

積極的に摂るべき油・なるべく控えた方がよい油

脂質は、動物由来の油に多く含まれ常温で固体の「飽和脂肪酸」と、植物由来の油に多く含まれ常温で液体の「不飽和脂肪酸」にわけられます。

不飽和脂肪酸は、化学構造の違いからさらに「ω（オメガ）3系不飽和脂肪酸（以下オメガ3）」、「オメガ6系不飽和脂肪酸（以下オメガ6）」、「オメガ9系不飽和脂肪酸（以下オメガ9）」にわけられます（図⑧）。

このいずれの脂質が細胞膜に多く存在するかが、細胞膜の性質を決めるうえで重要な要素となります。

まず、積極的に摂るべき油はオメガ3です。オメガ3を代表する代謝産物として、「EPA（エイコサペンタエン酸）」、「DHA（ドコサヘキサエン酸）」が挙げられます。

EPAやDHAには、第1章でみてきた海馬での神経新生を促進したり、神経

図⑧　不飽和脂肪酸と体内での代謝経路

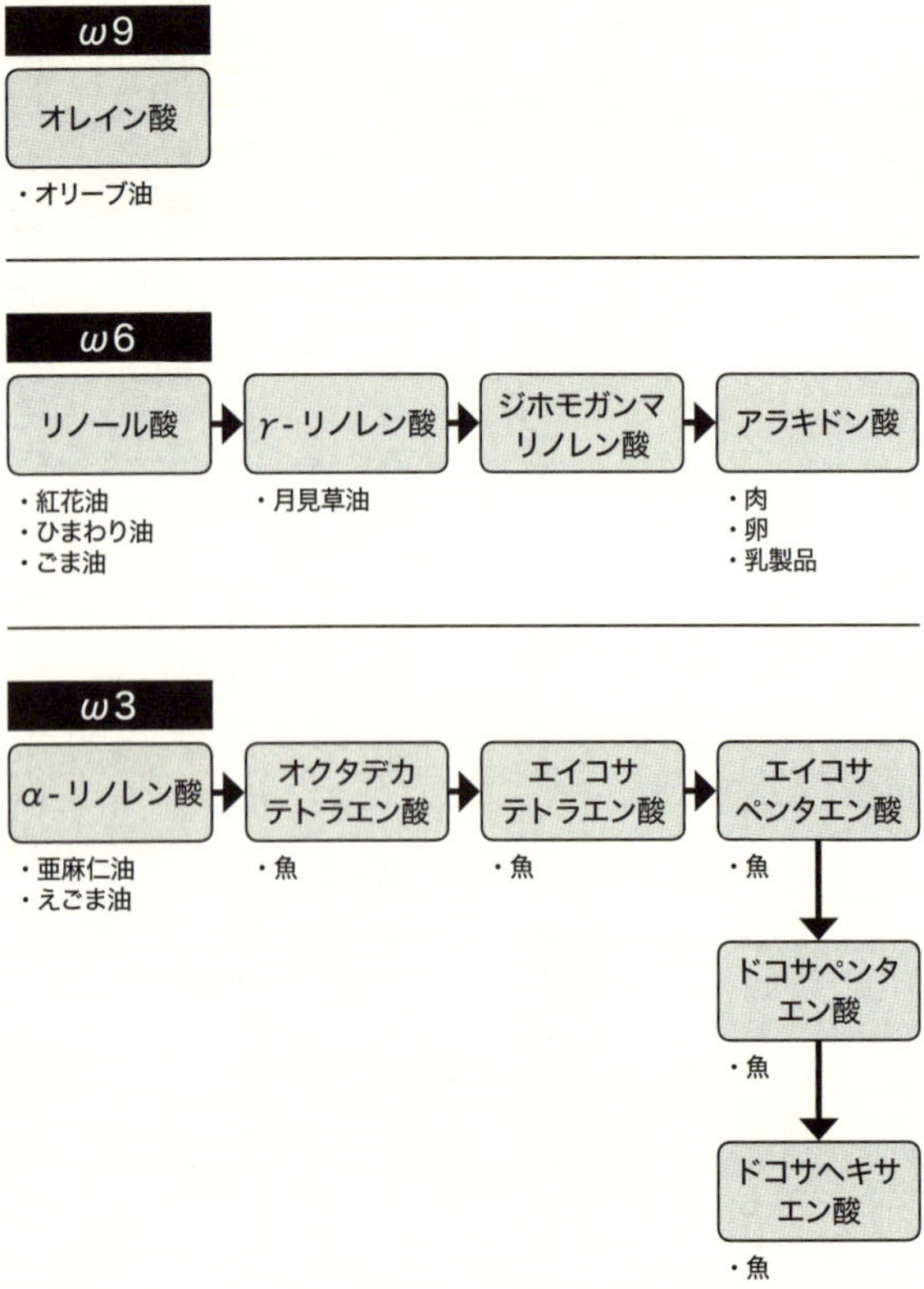

出典：ジーン・カーパー著『奇跡の脳をつくる食事とサプリメント』（角川春樹事務所）より。一部改変

を保護する働きがあることがわかっています。うつ病やPTSD（心的外傷後ストレス障害）に対しても効果が期待できるという論文もあり、イライラ対策としても有望株といえるでしょう。

EPA・DHAは、魚油、特にサンマ・イワシ・ブリ・サバなどの青背の魚に多く含まれます。**なるべく魚を積極的に摂ることが望ましく、少なくとも週に3食は魚料理を食べたいところです。**

しかし、魚が苦手だったり、嫌いではないけれども食べる機会があまりないという方もいらっしゃるかと思います。そんな方におすすめなのが、「α―リノレン酸」を豊富に含む、**亜麻仁油、えごま油**などです。

α―リノレン酸は生体内で代謝されてEPA・DHAになります。ここで気をつけなくてはならないのが、α―リノレン酸はとても酸化しやすく熱に弱いため、保管方法や調理方法に工夫が必要である点です。なるべく冷蔵庫で保管するようにしたうえで、非加熱調理、例えばサラダのドレッシングとして利用したり、食べものが冷めてから使うなどするとよいでしょう。

続いて、なるべく控えた方がよい油をみていきます。

オメガ6の代謝産物である「アラキドン酸」は、肉・卵・乳製品などに多く含まれますが、これらは細胞の膜を硬くしてしまう傾向があります。注意したいのは、例えばサラダのドレッシングに使われる油や、加熱調理に使う油の多くがオメガ6だということです。

先に、オメガ3が熱に弱いという話をしたので、加熱調理にはどういった油を使えばいいのか、疑問が湧いたかも知れません。加熱調理には、不飽和脂肪酸の中では比較的熱に強いオリーブオイル（オメガ9）、あるいは不飽和脂肪酸の仲間からは外れますが、極めて熱に強いココナッツオイルがおすすめです。

ここで誤解のないように申し上げておきますと、オメガ6も必須不飽和脂肪酸であり、体にとって必要不可欠な油である、ということです。

問題なのはこれらの過剰摂取であり、オメガ3とオメガ6の摂取比率こそが重要になります。現代の欧米化した食生活では、重量%で計算した際に、オメガ3が1に対してオメガ6が10以上になってしまっている場合が多いのです。

原始時代にはオメガ3とオメガ6の比は約1対1であり、脳にとってはそれくらいが理想であるという研究がありますが、そこまでもっていくのはなかなか難しいのが現状です。

私は、患者さんにはなるべくオメガ3が1に対して、オメガ6が4以下になるようにしましょう、と指導しています。

摂ってはいけない油

植物由来であるがゆえに、体によいと思ってマーガリンを選んでいる、という人が未だにいますが、これは間違いです。

植物由来の油は多くが常温で液体ですが、これを硬化するために水素を添加して作られるのが「トランス脂肪酸」です。トランス脂肪酸は、細胞膜を硬くしてしまうだけでなく、LDL（悪玉）コレステロールを増やしHDL（善玉）コレステロールを減らしてしまうことから、**心筋梗塞や狭心症などの冠動脈疾患の発症や、認知機能の低下に関わっていることが指摘されています。**

そのため、現在ではトランス脂肪酸を禁止・規制する国が増えてきています。マーガリンはこのトランス脂肪酸を含む加工食品の代表ですが、最近ではトランス脂肪酸不使用を謳っている製品もみられるようになってきました。

逆にそうした記載がなければ避けた方が無難でしょう。そのほか、トランス脂肪酸を含む代表的な加工食品としては、ケーキなどに使うショートニング、一部のコーヒークリームなどです。

ここで注意点としては、トランス脂肪酸を含む加工食品の原材料をみたときに、マーガリンやショートニングといった表記ではなく、「加工油脂」などと記載されていることです。

トランス脂肪酸の摂取とイライラとの関連は明らかではありませんが、認知機能の低下に関わることや、そのメカニズムから考えて何らかの関連があってもおかしくありません。イライラしやすい方は、これらトランス脂肪酸を知らず知らずのうちに摂ってしまってはいないか、改めて確認してみてください。

イライラにも関わるGI値とは

「GI値」は、「グリセミック・インデックス（Glycemic index）値」の略で、食品ごとの血糖値の上昇度を、ブドウ糖を摂取したときの血糖上昇率を100として数値化したものです。

具体的には、**GI値が高い食品を摂った後には血糖値が急に上昇する、逆にGI値が低い食品を摂った後には血糖値がゆるやかに上昇する**、という具合です。

ここで、ＧＩ値の高い食品を摂った際に心身にどのような変化が起こるかみていきましょう。先に述べたように、私たちには、生体を最適な状態に保つための仕組み（ホメオスタシス）が備わっています。

血糖値については、主に複数のホルモンによって一定の範囲に調整・維持されています。ＧＩ値が高い食品を摂った後は血糖値が急激に上昇しますが、それを下げるために膵臓から「インスリン」という血糖を下げるホルモンが多量に分泌されることになります。

するとインスリンの働きで血糖が下がりますが、そこでほどよい血糖値に落ち着けばよいものの、そうはいきません。多量に分泌されたインスリンが、血糖値を下げすぎてしまうのです。そうなると今度は、血糖値を上げるためのさまざまな反応が起こります。

前述したような「ストレスホルモン」（コルチゾールやアドレナリンなど）には血糖値を上げる働きがあるため、私たちは自らの体を「ストレス状態」（交感神経緊張状態）にもっていくことで血糖値を保とうとします。低血糖のときに、イライラしたり動悸がしたり、さらには不自然な汗をかいたりするのはこのためです。

さらに低血糖のときには無性に甘いものが欲しくなりますが、このタイミングで甘いものを摂ってしまうと、先のストレスホルモンの分泌と相まって血糖値が急に上がることになり、こうしたサイクルが繰り返されることになります。

このような血糖値の乱高下は、栄養学が進んでいるアメリカでは「シュガー・ローラーコースター」などと呼ばれており、私たちの心身にとって大きなストレスとなることがわかっています。

近年、空前のスイーツブームともいわれますが、このような理由から甘いものを摂るのはほどほどにして、**なるべくGI値が低い食材を選び血糖値を安定させることがイライラ防止にも繋がります。**

参考にGI値が高い食材・低い食材（穀物・パン類・麺類）の図⑨を挙げます。

図⑨　穀物・パン・麺類のGI値による分類

低GI値食品	中・高GI値食品
玄米	食パン・フランスパン
ライ麦パン	**精白米**
オートミール	ビーフン
そば	餅
麦	うどん
全粒粉パン	コーンフレーク
パスタ（全粒粉）	そうめん
春雨	インスタントラーメン

白っぽくて精製されているものはＧＩ値が高く、黒っぽくて未精製のものはＧＩ値が低い、と大まかに覚えるとよいでしょう。同じお米であっても、白米はＧＩ値が高いのに対して、玄米はＧＩ値が低いことは興味深い事実です。

最近、玄米の持つさまざまな効能が注目されていますが、ＧＩ値が低いこともそのひとつといえます。また、基本的に野菜類はＧＩ値が低いものが多いのですが、ジャガイモはＧＩ値が高いので注意が必要です。ここで食べる順番についてお話ししましょう。

なるべく野菜など食物繊維を多く含む食材から食べ、それから肉や魚などのタンパク質、最後に穀物とすることで、GI値が高い穀物の吸収をゆるやかにすることができます。血糖値を急激に上げないためには、しっかり咀嚼《そしゃく》しゆっくりと食べることも重要です。しっかり咀嚼をすることが自然にゆっくりと食事をすることに繋がりますので、短時間で食事を済ませる習慣がある方は、特に意識して咀嚼を心掛けてください。

ビタミンB群は不足しやすい

ここでもう一度、64ページの図⑥をご覧ください。すでにみてきたように神経伝達物質はタンパク質から作られますが、その合成過程にはビタミンB6や葉酸などのビタミン類が補酵素として必須であり、この意味からビタミン類は私たちの感情にも大きく関わっているといえます。

中でも葉酸は、うつ病との関連がかなり明確になっています。**血液中の葉酸濃度が低いとうつ病リスクが高まることや、葉酸の摂取量が少ない場合にもうつ病のリスクが高まることなどが明らかにされています。**葉酸の必要量は年齢や性別により異なりますが、葉酸を特に必要とする妊婦の場合では、およそ1日当たり400マイクログラムといわれ、最近では一般にもこの量が推奨される傾向にあります。

これを食事から摂取しようとすると、比較的葉酸を多く含んでいる緑黄色野菜であるホウレン草であっても、1日に2束以上摂らないと追いつかない計算になります。さらに葉酸は、生まれもった遺伝子がその代謝に大きな影響を及ぼします。詳しくは述べませんが、葉酸の不足は、ホモシステインというアミノ酸を増やすことで動脈硬化の原因となるばかりでなく、「メチレーション」といわれる生体にとって極めて重要な反応にも関わっているため、体調にさまざまな影響を及ぼします。

ミネラルの重要性と不足の原因

出産後の女性はうつ病にかかりやすいということをご存知でしょうか。

これは「産後うつ病」と呼ばれ、ホルモンバランスの乱れや育児に伴う睡眠不足など、原因はさまざまですが、**出産に伴う出血によりミネラルの一種である鉄が不足することが産後うつ病に関わっている、という研究が多数あります。**

実際、産後の女性に限らず、鉄が欠乏すると、易疲労感、焦燥感、イライラ、集中力の低下など、うつ病様の症状が生じることが知られています。鉄欠乏については、血清鉄の数値には異常がない「潜在性鉄欠乏」状態があり、その場合にはフェリチンという貯蔵鉄について評価する必要があります。

また、鉄欠乏性貧血には、「ヘリコバクターピロリ菌（以下、ピロリ菌）」感染が関わっている場合があります。ピロリ菌の感染により、胃粘膜が萎縮することで胃酸分泌が低下し鉄の吸収障害が起きたり、ピロリ菌自体が鉄を奪ってしまう可能性などが指摘されています。

鉄分には、動物性の食品に多く含まれるヘム鉄と、豆類や野菜に多く含まれる非ヘム鉄とがありますが、体内への吸収率に違いがあり、ヘム鉄は10～30％、非ヘム鉄では5％以下といわれます。ですので、食品から摂る場合には、より吸収されやすいヘム鉄を含む動物性の食品が効率的です。

また、亜鉛は約300種類の酵素反応に関わっており、生殖機能やホルモンの合成、インスリンの分泌調整などに関連する非常に重要なミネラルです。

不足によって抑うつやイライラなどの情緒不安定、食欲不振、味覚障害、性欲減退、皮膚炎、耐糖能異常などが起こり得ます。爪に白い斑点ができることも亜鉛不足に特徴的な症状ですので、ときどき爪をチェックしてみるとよいでしょう。

その他のミネラルについては、医学的な評価がまだ確定していないものの、カルシウム、マグネシウム、銅、ヨウ素、セレニウムなどとうつ病との関連が指摘されています。**玄米が注目されている理由として、これらビタミンやミネラルを豊富に含んでいることも挙げられます。**

ミネラルを含む食事をしているのに、ミネラル不足になる

これまでミネラル不足についてみてきましたが、ミネラルがなぜ不足してしまうのか、その背景をきちんと把握することが大事です。

例えば、**十分量のミネラルを含む食事をしているはずなのにミネラル不足になってしまう場合、食べものの消化・吸収の過程に問題がある可能性にも目を向ける必要があります。**

具体的には、先述の「ＳＩＢＯ」などの状態が背景にあると、バクテリアにこれらのミネラルを奪われてしまっている場合がありますので、ただ単に足りてい

ないから補う、ということではなく、原因の解明と対策が必要になるわけです。

先には述べませんでしたが、ＳＩＢＯの原因のひとつに胃酸の分泌不足があります。胃酸は非常に酸度の高い液体であり、それ自体が強い静菌作用を持っているので、胃酸の分泌が少ないと細菌が繁殖する要因となります。

また、タンパク質を分解する代表的な酵素である「ペプシン」は、もともと「ペプシノーゲン」という形で分泌されますが、それが塩酸（胃酸）によってペプシンに変わることでタンパク質を分解する作用を示します。

ですので、胃酸の分泌が少ないと、タンパク質が未消化のまま小腸に届くことになり、これがバクテリアのエサになってしまうことになります。

これは実際にあった例ですが、栄養指導として間食には甘いものを控え、タンパク質とオメガ3を豊富に含んでいるナッツ類を摂取することを医療従事者からすすめられていた患者さんがいらっしゃいました。

もちろん発想は間違っていないのですが、この患者さんには胃酸の分泌不足があったため、そうした場合、このようなアプローチはＳＩＢＯを増悪させてしまう可能性があります。

健康診断ではまったく問題がないにも関わらず、いつも胃腸の調子が悪い、便秘や下痢を繰り返す、腹部膨満感が続く、疲れが取れない、常にイライラする、頭痛や肩こりがひどい、などの症状がみられる場合には、栄養療法に詳しい医療機関を受診してみるのもよいでしょう。

ここで、自分でできる簡単なＳＩＢＯの予防方法をお伝えします。ＧＩ値のところでも述べましたが、その方法とは「咀嚼」です。食べものをしっかり噛むことで、たとえ胃酸の分泌が少なかったとしても、未消化のまま小腸に届いてしまう確率は減ります。

また咀嚼により唾液がより多く出ますが、「唾液アミラーゼ（プチアリン）」は炭水化物、特にでんぷんを分解する酵素です。これにより消化・分解の過程が円滑に進むことにも同様の意味があります。

ほかにも、咀嚼によって脳血流が増すことや、酸化ストレスが軽減すること、さらにはリラクセーション効果があることもわかっており、咀嚼は一石二鳥どころか、一石五鳥くらいの効能があることになります。

私は患者さんに、**食べものを口に入れたら、もう噛むところがないという状態にまで咀嚼することを目指す**ようにおすすめしています。必然的に食べる時間は長くなりますが、それがまた血糖値をゆるやかに上昇させることに貢献します。今日からできる確実な健康法として、ぜひ咀嚼を取り入れてください。

運動は脳を鍛えイライラを予防する

皆さんは定期的な運動の習慣をお持ちでしょうか。今や**国民の8割は運動不足**の状態だといわれていますが、昔の人たちに比べて現代人は、日常生活の中で体を動かすことが圧倒的に少なくなりました。

文明の発達に伴って、私たちは利便性を手に入れましたが、それと引き替えに大事な生活習慣を失ってしまったのかも知れません。今や私たちは、意識的に運動をする機会を作らない限り、必然的に運動不足になってしまうような時代を生きているといえましょう。

さて、**運動が体の健康を維持するうえで大切であることは、もはや議論の余地はない**でしょう。高血圧症や糖尿病、脂質異常症、肥満などの生活習慣病で、主治医から運動をすすめられている読者もいらっしゃるかも知れません。

一方で、**運動が私たちのメンタルヘルスにも大きく関わっていることをご存知の方はまだまだ少ない**ように思います。ここからは運動がもたらす精神的な効果についてみていきながら、イライラや怒りの対応策・予防策として運動を日常生活に取り入れるコツをお伝えします。

運動の心理面での効能としては、一般的には「気分転換」「忍耐力や粘り強さを育むこと」などのほか、運動に伴う達成感が自己効力感を向上させることが挙げられていますが、こうしたことは自分自身の経験に照らし合わせて考えても納得しやすいかと思います。

まずは、運動の効果を生物学的な仕組みから明らかにしようとする研究を紹介します。その主なメカニズムとしては、すでに述べた以下の3つとの関連が考えられています。

1つ目は、「モノアミン」の変化に関連したものです。これは主として動物実験の結果であり、実際の患者を対象とした臨床研究ではありませんが、**運動によってノルアドレナリンおよびセロトニンの活性が上昇するという報告があり、これらがうつ状態など心理面の改善に繋がっているであろうと推測されています。**

2つ目は、視床下部―下垂体―副腎皮質系（HPA系）に関するものです。**運動は、ストレス抵抗性を増大させることで、HPA系の反応が過剰になるのを抑える**と考えられています。

3つ目は、「脳由来神経栄養因子（BDNF）」との関連です。**運動によって脳内のBDNFが上昇することは数多く報告されています。これがうつ病などに対して治療的な意味を持つ**と考えられています。

ついで運動・ながら運動

さて、ひとくちに運動といっても、運動強度が高い無酸素運動、中等度の有酸素運動、あるいはストレッチなど、種類はさまざまです。

うつ病を患っている方に対して、どのような運動をどれくらい行えば効果があるのかを検証した論文があります。

抗うつ薬を服用していないうつ病患者80例を対象にした研究で、1週間トータルの運動量が「中等度」の運動を週3回にわけて行ったグループ（1群）、週5回にわけて行ったグループ（2群）、1週間トータルの運動量が「軽度」の運動を週3回にわけて行ったグループ（3群）、週5回にわけて行ったグループ（4群）、「ストレッチのみ」を週3回行ったグループ（5群）では、1、2群が最もうつ病の改善率が高かった、と報告されています。

つまり、**運動の強度としては有酸素運動のような中等度の運動がよく、トータルの運動量が同じであれば、頻度は週3回でも週5回でも差がない**、ということになります。

また、120人の高齢者を、週3回の有酸素運動（ウォーキング）と、ストレッチ群（対照群）とに、無作為に振りわけて1年間経過を観察したところ、前者は海馬体積が2％増加したのに対し、後者では1・4％減少し、さらに空間記憶課題の成績も前者の方がよくなったという報告があります。

さて、このように有酸素運動がよいことはわかったとして、では最適な運動強度はどのようにして決めるのがよいのでしょうか。さまざまな方法がありますが、私はフィリップ・マフェトンが提唱する180公式に基づいた方法を推奨しています。

まず、「180－自分の年齢」を計算します。そこで得られた答えから、さらに10を引きます。例えば50歳の人ならば、180－50＝130、130－10＝120となりますが、心拍数が1分間に120から130の範囲内になるように運動を行うようにすると、それが50歳の人にとっての最適な有酸素運動強度になる、というものです。

これを正確に行う場合には、「ハートレートモニター（心拍計）」という機器が便利です。先ほどの例でいえば、上限を130、下限を120として機器に設定すると、それらを上回ったり下回ったりした際にはアラームが知らせてくれる仕組みです。ようするに、アラームが鳴っていなければ最適な有酸素運動になっている、というわけです。ハートレートモニターは、スポーツ用品店やネット通販で簡単に入手できます。

さて、そうはいってもこうした有酸素運動を行うまとまった時間を確保できない方もいらっしゃることでしょう。そんな忙しい現代人におすすめの方法がこれから紹介する「ついで運動」「ながら運動」です。

これは、例えばトイレにいった「ついでに」腕立て伏せを30回やる、とか、歯みがきをし「ながら」スクワットを行う、という具合に、細切れの時間を活用してトータルの運動量を確保する方法です。

スクワットを行う際には、膝の位置がつま先よりも前に出ないようにすると、膝を痛めることなく実施できます。実際の臨床研究でも、このように手軽に行える筋力トレーニング（腕立て伏せ・腹筋・スクワット）により、統合失調症患者の抑うつ気分が改善したという報告もあるので、**有酸素運動を行うまとまった時間を確保できない方は、「ついで運動」「ながら運動」をぜひ活用してみてください。**

さらに、5〜10分程度のストレッチをするだけで、寝つきがよくなるということを明らかにした研究もあります。良質な睡眠を確保することはイライラ対策の基本ですので、**まったく運動できなかった日には風呂上がりのストレッチをおすすめします。**

温泉と積極的休養のすすめ

日本人にとって温泉は特別な存在です。古くから温泉には病を癒やす力があると考えられ、日本人の心の拠り所となってきました。現代においても、西洋医学で病気が治らない場合に、温泉を活用した湯治に救いを求める方は大勢います。このように何となく健康によい、と信じられてきた温泉の効能・効果が、近年科学的に検証されるようになってきました。

私のクリニックでは、併設するスパ施設の天然温泉を活用した温泉療法を行っています。温泉の医学的作用には、物理作用、化学作用、生体調整作用がありますが、泉質により多少効能が違ってくるのが温泉の妙ともいえます。

例えば、併設するスパのナトリウム塩化物強塩泉という泉質の場合には、ナトリウムが皮膚表面を膜のように覆うことで、物理作用としての温熱・保温に非常に優れた効果を発揮します。

このためナトリウム塩化物強塩泉は別名「熱の湯」と呼ばれ、一般的に免疫力を高める効果があることに加えて、関節リウマチや変形性関節症など、筋骨格系の痛みに対して効果が高いことが知られています。

また炭酸泉は、化学作用としての末梢血管拡張作用が強く、微小循環の改善効果が高いことがわかっています。これにより、高血圧や小動脈閉塞、微少循環障害などがよい適応となり、炭酸泉は別名「心臓の湯」ともいわれます。

さらに、これまでさまざまな心理指標を用いた調査が行われ、**温泉療法にはリラクセーション効果があることはもちろん、抑うつ傾向を改善する効果があることなどが実証されています。**何かとストレスの多い現代を生きる私たちにとって、心身のリフレッシュのため「積極的休養」を取ることはとても大切です。日本古来の健康の智慧・温泉を活用した生活習慣は、この「積極的休養」を実現する、時代に即したライフスタイルといえるでしょう。

さてここからは、具体的な温泉や入浴の効果、特にイライラ対策のひとつとして、心理的な効果についてさらに詳しくみていきましょう。

実は、入浴する際の温度によって、期待される効果が異なってきます。大まかにいうと、**37〜40℃の温度ではリラクセーション効果が、40〜42℃の温度では免疫力や抗ストレス作用を高めるなどの効果が期待できます。**

ちなみに42℃以上の温度では、交感神経が緊張することにより血圧や心拍数の上昇が起こるため、あまりおすすめできません。特に高血圧や心臓病がある方は、熱いお風呂へ入ることは控えた方が無難です。

ぬるま湯編――さまざまな効果がある

37～40℃の少しぬるめの微温浴では、副交感神経系が優位となり、生体に快適な刺激を与えたり鎮静作用を示すことがわかっています。

また、筋肉や関節部の組織を弛緩《しかん》させてこわばりをやわらげ、鎮痛作用もあることから、関節可動域を増す効果もあります。さらに血管拡張作用により血行が促進され、末梢にとどまる血液が増えることで血圧も下がることが知られています。

また、高温浴に比べて長く入浴することができますが、これにより温められた血液が体内を十分に循環することで、深部体温が上がること、つまり体の芯まで温かくなることに繋がります。

血液循環がよくなると、筋肉のコリや痛みの原因となる乳酸などの疲労物質の代謝や代謝産物の排出が促されるため、一日の疲労を取り去るのにはとてもよい方法です。

すでに述べた通り、十分な睡眠を取ることは疲労回復のうえで重要ですが、**就寝の1～2時間前に長めの入浴をして、深部体温を1℃以上上昇させると、寝つきがよく睡眠深度も深くなる**ことがわかっています。

私たち人間を含めたほとんどすべての生物は、さまざまな生理現象において約24時間周期の日内変動を持っており、それを「概日リズム」と呼びます。体温の概日リズムにおいて、体温が下降する勾配が最も大きい午後8～10時頃の時間帯と重なるように入浴するのが、良質な睡眠を得るためには理にかなった方法です。

入浴前後の脳波を解析し、ストレス感、喜び、悲しみ、リラックス感などの感性要素の状態を数値的に表す分析方法で効果の検証をした研究があります。入浴前に比べ、出浴後にはストレス度の減少とリラックス度の増加がみられ、入浴の疲労回復効果が認められたと報告しています。また同様の方法を用いて、いくつかの異なった入浴条件による感性要素の変化を観察した研究もあります。

興味深いことに、**小さいユニットバスより銭湯や温泉など大きな浴槽での入浴の方が、また半身浴より寝浴の方が、さらには普通の温浴に比べてラベンダー浴や露天風呂での入浴の方が、明らかなストレス度の減少およびリラックス度の増加がみられた**とのことです。

積極的休養として温泉を有効活用できれば理想的ですが、自宅のお風呂でラベンダーの香りがする入浴剤を使ってみるなど、ちょっとした工夫を凝らすことで入浴効果を高められます。

熱いお湯編——ヒートショックプロテインとは

私たちは、さまざまな外敵や侵襲から身を守るため複数の生体防御機能を備えています。例えば細菌やウイルスの感染に対しては免疫系がこれを防御しますし、けがをして出血すれば血液凝固系が活性化され止血されます。

そして、さまざまなストレスに対しては、「ヒートショックプロテイン（Heat shock protein／ＨＳＰ）」と呼ばれるタンパク質が誘導され、ストレス防御に対応することがわかっています。

ＨＳＰを一言でいうと「傷ついたタンパク質を修復するタンパク質」です。私たちは約60兆個の細胞から成り立っていますが、その細胞の働きの中心を担っているのが、10万種以上あるといわれているタンパク質です。筋肉、皮膚、血管、神経、髪の毛、爪といった身体構成要素のほか、酵素や神経伝達物質など、生命活動の維持に必要なさまざまな物質も含め、私たちの体は、ほとんどすべてタンパク質でできています。

ＨＳＰは、さまざまなストレスによって誘導されることから、「ストレスタンパク質」とも呼ばれます。具体的には、熱、圧力、低酸素、紫外線、放射線、化学物質や精神的なストレスなど、実に多種多様なストレスによって増えることがわかっていますが、その中でも特に「熱ストレス」によって増加するため、「ヒート（熱）ショックプロテイン」と呼ばれています。HSPは、大腸菌から人間に至るほとんどすべての生物において認められることがわかっています。

このHSPが、私たちの体においても傷ついたタンパク質を修復してくれるわけですが、すべての傷ついたタンパク質を修復できるわけではありません。あまりにもひどく傷ついてしまった場合、HSPは傷ついたタンパク質を修復しきれませんが、修復されないままのタンパク質が残った細胞は、さまざまな病気の原因になってしまうことがあります。

ですので、このような場合には、HSPは修復しきれない細胞を、「アポトーシス」という自然な細胞死へと導くのです。

このように、HSPはタンパク質の一生を介添えするような働きを持っていますが、それだけではありません。HSPは、それ自体が直接酵素やさまざまな因子に作用する働きを持っています。

少し専門的な話になりますが、HSPには、「NF－κB（エヌエフカッパービー）」という、炎症反応や細胞増殖、血管新生などの数多くの生理現象に関与している転写因子の活性を低下させる働きがあります。

ですので、このNF－κBが活性化することで起こってくるさまざまな病気、具体的には気管支喘息や関節炎、慢性関節リウマチ、クローン病、敗血症、悪性腫瘍などに対してHSPの効果が期待できます。

さて、HSPはストレスが加わったときに誘導されるタンパク質ですので、もともと抗ストレス作用を持っている物質、と捉えることができます。

実際に、**事前にHSPを増やしておくことで、ストレスによるさまざまな悪影響を予防できる**ことがわかっています。具体的には、ストレスによる潰瘍や腎不全、放射線障害、敗血症性ショックなどのほか、筋肉痛の予防にも有効であることがわかっています。

では、具体的にどうやったらＨＳＰを増やすことができるのでしょうか。

さまざまなストレスによってＨＳＰは増加しますが、ストレスは強すぎれば死に至ることもあります。どのようなストレスをどの程度加えるか、その程度の見極めが難しいわけですが、すでに多くの研究から、適度な熱ストレスを加えることが、容易で安全なストレス負荷の方法であることがわかっています。

中でも、以下にご紹介する「ＨＳＰ入浴法」は、自宅でも簡単に取り組むことができるので特におすすめです。「うつ病患者ではＨＳＰは低下するが、マイルド加温によりＨＳＰは増加する」という研究があります。まだ具体的な予防効果などについては実証されていませんが、うつ病やイライラの予防策のひとつとして、ぜひ「ＨＳＰ入浴法」を実践してみてください。

ＨＳＰ入浴法

〈準備〉

・ＨＳＰ入浴法を実践する前に、自分の平熱を知る意味で体温を何回か測定します。
・入浴中も体温が測れる方が望ましいので、体温計を用意するとベターです。体温は舌下で測るようにします。
・入浴前には十分量の水分を補給します。

〈実際の手順〉

① 42℃のお湯ならば10分間、41℃なら15分、40℃なら20分ほど、肩までお湯につかります。お湯の温度が下がらないよう、風呂のふたで首まで覆うようにするとよいでしょう。この際、体温を38・5℃まで上げるのが理想的です。
② ①のように入浴した後は、タオルケットやバスローブを利用し20分程度の保

温時間を設けます。夏場であれば、ゆっくり体や頭を洗いながら過ごしてもよいでしょう。大事なことはこの間に体温がなるべく下がらないようにすることです。冷たい飲み物は控えましょう。

③ 保温した後はなるべく自然に体温を戻しますが、夏場の暑い時期などは冷たいシャワーを浴びてもよいでしょう。

HSPの最大効果が出るのは、入浴後2～3日後といわれています。ですので、週2回のHSP入浴を行うことが望ましいとされます。継続することで、冷え性が改善したり抗ストレス作用が強化されますが、長く続けていくと耐性ができ、効果が薄らいだように感じることがあります。そのような場合には、HSP入浴を1～2週休めば、また効果を感じられるようになります。

以上、HSP入浴法をご紹介しましたが、**ご高齢の方、心疾患のある方、高血圧の方、そのほか何らかの持病がある方は、熱いお風呂に入ることで体に負荷が**

かかりすぎる恐れがあります。ご年配の方は、低めの温度から始めて、少しずつ体を慣らすようにしましょう。無理に42℃までもっていくこともありません。また、持病がある方は主治医に相談のうえ、問題がないと判断された場合に限り行うようにしてください。

このように、入浴にはイライラなどのストレスを緩和させるなどの働きと、免疫力や抗ストレス作用を高めるなどの働きがあり、それぞれお湯の温度で異なること、温泉には通常の入浴にはないメリットがある点などをみてきました。

目的に応じてこれらをうまく使い分けることが、ストレスを上手に管理しイライラを予防するうえでのポイントになります。

第4章

イライラ解消！
「心・行動」へのアプローチ～すぐに役立つイライラ対策

ここからは主に「心（マインド）・行動」の観点から、イライラへの対処法・予防法をみていきたいと思います。

これらのアプローチを実際にやってみると、即効性があるものも多いことに気づかれるでしょう。

なおこの本の性格上、さまざまな方法をわかりやすく紹介するという形式を取っていますが、いずれの方法も非常に奥が深く、じっくり取り組めばその分だけ理解が深まるはずです。興味を持たれた方は巻末の参考文献を参照し掘り下げていただければ幸いです。

イライラを鎮めるリラクセーション法

第1章で、皆さんがイライラしたり怒りを覚えているときには、自律神経のアンバランス、具体的には交感神経が緊張状態になり血圧や心拍数が上がったり、副腎皮質ホルモンの働きで血糖値が上がるなど、いわゆる「闘争・逃走反応」が起きることをみてきました。

しかし実際には、闘う必要も逃げる必要もないわけですから、このような場合、まずは本来不要な「闘争・逃走反応」を落ち着かせる必要があります。リラクセーション法はそのための強力な武器になります。

さらに、ストレッサーの多い現代社会では、知らず知らずのうちに緊張にさらされ続け、本来緊張しなくてよい状況でもなかなかリラックスした状態になりにくくなってしまいます。

これは「闘争・逃走反応」が常に起きているような状態で、そうした場合には心身が疲弊することでさまざまな不定愁訴が現れる、副腎疲労という病態に陥ることもあります。ですので、イライラを感じたときはもちろん、普段からリラクセーション法を行う習慣を持つことは、心身の健康を維持するうえでとても大切です。

「リラクセーション」には、大きくわけて2つの意味があります。

1つ目は、筋肉の緊張をやわらげ、呼吸を落ち着かせ、自律神経系のバランスを整えることです。もちろんこれは大事な働きですが、リラクセーションにはもっと積極的な意味もあります。そもそもリラクセーションとは、ただゆったりとリラックスした状態を指すわけではありません。リラクセーションの本質は、よくゴムボールに例えて説明されます。

第1章で、ストレスはもともと機械工学用語であることを説明しましたが、それを思い出してください。外部からボールに力（ストレッサー）が加わるとボールはへこみますが、これがストレスの溜まった状態です。

もしこのボールの中に、より多くの空気が入っていたとすれば、同じくらいの力が加わったとしてもへこみません。このように**リラクセーションとは、少々のストレッサーではへこまない、あるいはへこんだとしてもすぐに元通りに戻れるような、復元力が高まった状態**と考えられます。

これは前述した「レジリエンス」とほぼ同義ですが、こうした復元力の高まった柔軟な状態をつくりだすのが、リラクセーション法の2つ目の意味です。

ここでは代表的な方法として、漸進的筋弛緩法と自律訓練法および呼吸法を紹介します。

とても手軽な「漸進的筋弛緩法」

私たちの心身は密接に関連しており、心の状態が体に反映されたり、あるいはその逆の現象がみられたりします。緊張したりイライラしているときには体も緊張状態になりますが、そんなときに筋肉をゆるめ、体をリラックスさせると不思議に気分は落ち着きます。ここでは、体を4つの筋肉グループにわけて行う「4筋群法」の中から、職場でも気軽にできる方法を選んで紹介します。

とても手軽な方法ですが、マスターするまでは1日2回以上、2週間練習してください。筋弛緩法では、緊張している状態とリラックスしている状態をしっかり区別して感じられるようになることがとても大事です。

〈練習前の準備〉

・静かで快適な室温の部屋、明かりはやや暗めが望ましい
・圧迫を避ける（眼鏡や時計・アクセサリーを外す、ベルトをゆるめる）
・空腹を避け、トイレは済ませておく
・途中で中断されないよう配慮（電話など）
注意：筋肉のけいれんや痛みを感じた場合は、すぐに一時中断する
　頸椎に問題のある方は首のトレーニングを控える

顔〜肩の筋弛緩トレーニング

①額を緊張、弛緩させる

眉間にしわを寄せ、額の筋肉を緊張させます。筋肉が硬くなった状態を意識します（以下、いずれの場合も同様に意識します）。次に力を抜いてしわのない状態に戻します。リラックスしている状態を意識します（以下同様です）。これを2回行います。

②目を緊張、弛緩させる

目をぎゅっとつぶり、目の回りの筋肉を緊張させます。続いて目をつぶったまま力を抜きます。これを2回行います。

③あごを緊張、弛緩させる

歯をくいしばるようにして、あごの筋肉を中心に顔の下半分を緊張させます。次に力を抜きます。これも2回行います。

④首を緊張、弛緩させる

首をできるだけ後ろに曲げて力を入れます。次に首を前に戻して力を抜きます。2回行います。

⑤肩を緊張、弛緩させる

両肩をすぼめながら上げて緊張させます。次にストンと肩を落として力を抜きます。2回行います。

あるがままに身を任せる「自律訓練法」

自律訓練法は、ドイツの精神科医シュルツ（Schultz,J.H.）が、自己催眠から発展させ開発した治療技法です。心身症・神経症といった病気に用いられ、疲労回復やストレス緩和、イライラ感を減少させ気持ちを安定させる、などの効果が実証されています。

特徴としては、自己暗示により生理的な変化が実際に起こること、技法が体系化されていること、自分で行えるセルフコントロールの技法であること、などが挙げられます。自律訓練法では、受動的な態度が重視されます。

受動的な態度とは、「練習部位にはさりげない注意を向けながらも、無理にリラックスしようとしないで、あるがままに身を任せる」ことです。

自律訓練法には、以下の6段階がありますが、ここでは基本となる第1公式までをご紹介します。

第1公式（重感練習）…………「両腕両脚が重たい」
第2公式（温感練習）…………「両腕両脚が温かい」
第3公式（心臓調整練習）……「心臓が静かに規則正しく打っている」
第4公式（呼吸調整練習）……「楽に呼吸している」
第5公式（腹部温感練習）……「お腹が温かい」
第6公式（額部涼感練習）……「額が心地よく涼しい」

〈練習前の準備〉

※先述の漸進的筋弛緩法と同様

〈実際の方法〉

以下に、オフィスなどのイスに座って行う方法を説明します。
イスに深く腰掛け両手を膝の上に置いて、足は肩幅に開きます。足はしっかりと地面についていることが大事です。いったん背筋を伸ばしてから息を大きく吸い込み、吐くと同時に全身の力を抜いていきます。すると自然にやや体が前傾しますので、以下この姿勢で行うようにします。

〈背景公式〉

「気持ちが落ち着いている」という言葉を、心の中で数回繰り返します。ここでは無理に気持ちを落ち着けようと努力しないで、少しでも落ち着いた感じがしたら、「落ち着いているぞ」と自分の気持ちを乗せるようにして次に進みます。

自律訓練法の第1公式（重たい感覚）

まず利き腕から始めます。右利きの人なら右腕全体に意識を向けながら、「右手が重たい」という公式言語をゆっくりと繰り返し唱えます。ときどき背景言語

「気持ちが落ち着いている」をはさんでみます。「右手が重たい……右手が重たい……右手が重たい……気持ちが落ち着いている……右手が重たい……」という具合です。このときに右腕が「沈む感じ」「膝にくっつく感じ」「大きくなった感じ」「動かない感じ」「重だるい感じ」「何となく動かしたくない感じ」など、人によってさまざまな感覚を抱くかと思いますが、こうした感覚をつくりだそうとするのではなく、「どんな感覚が起こるのかな？」と興味深く眺めているような受動的態度で臨むことが大切です。

このような感覚が感じられたら、次に反対の腕に意識を移し同様に行います。以下、両手、両足の順にやりますが、時間がない場合には、例えば左右の手まで、と決めて取り組んでもよいでしょう。

〈消去動作〉

自律訓練法の練習中は、意識水準が下がりぼんやりするとともに、生理的水準も下がることで筋肉がゆるみます。これらを日常レベルに戻すのが消去動作で、段階ごとに必ず行います。具体的には、両手をやや力を込めて握ったり開いたりする、座ったまま膝の曲げ伸ばしをする、手を挙げて背筋を伸ばす動作、いわゆる「伸び」をしながら、2、3回深呼吸してから、最後に目を開けるようにします。

呼吸法とバイオフィードバック

呼吸法については第6章で詳しくみていきますが、1、2回深呼吸しただけで気持ちが落ち着く経験をしたことがある方は多いと思います。これは自律神経系を安定させる働きによりますが、「バイオフィードバック」という方法を用いることでその効果を高めることができます。

イライラや緊張を感じると、心拍数、血圧、体温、発汗、呼吸数、筋緊張などのさまざまな生理指標が変化しますが、こうした変化は自分ではなかなか気づきにくいものです。そこで、これらを**可視化する装置を使って、リアルタイムで確認しながら自分でコントロールできるようトレーニングする方法がバイオフィードバック法**です。

心拍は、常に一定のリズムを刻んでいるように思えて、実は一定ではありません。例えば、呼吸などに連動して、速くなったり遅くなったりしていますが、この変動の幅のことを「心拍変動」といいます。心拍変動が高いほどストレスに対する抵抗力があり、逆にうつ病などの方では心拍変動が小さくなることがわかっています。

当院を含め一部の医療機関では、心拍変動を指標にしたバイオフィードバックトレーニングを行っていますが、最近ではスマートフォンなどを活用した簡易版なども出ていますので、ご興味のある方は試してみてもよろしいかと思います。

ちょっとした工夫を日常に取り入れる

ここでは、日々の生活に取り入れることで、イライラ対策としてすぐに役立つちょっとした工夫についてみていきたいと思います。いずれも簡単な方法ですが、とても効果的ですのでぜひお試しください。

・セルフモニタリング

私たちは、自分自身の心身の状態について、ついわかっているつもりになってしまいがちですが、実際にはあまりよくわかっていないものです。後にも紹介しますが、明らかな筋緊張がみられるにも関わらず、肩こりの自覚がまったくない方は結構います。

このような解離が起きる理由のひとつとして、多くの方は自分自身を客観視するセルフモニタリングの習慣を持っていないということが挙げられます。モニタリングというと何やら難しいことのように思えるかも知れませんが決してそんなことはありません。

ここで紹介する「NRS（Numerical rating scale／数値的評価スケール）」というスケールは、もともとは痛みの度合いを評価するためのものですが、他のさまざまな対象についても用いることができます。一番強い状態を10とした場合の、0から10までの11段階で評価する極めてシンプルな方法です。

具体的な活用方法としては、例えば自分がかつて経験した最大の疲労感を10とした場合に、今がどれくらいかを大まかに数値化してみます。この大まかに、というところがポイントで、厳密にやろうとするとむしろわからなくなってしまうことと、なにより面倒になってやらなくなってしまいます。

具体的には、疲労度が7以上になったら必ず温泉に行く、といった自分なりのルールを決めておいて積極的に休養を取るようにする、などの活用法が考えられます。

対人関係でイライラが生じた場合に、イライラ度が8を超えたら緊急事態、その場を離れていったん頭を冷やす、といった使い方もできます。

ほかにも、「幸せ度」「心身のエネルギー度」などのように、数値が高いほどよい対象にももちろん使えます。このように、**本来主観的なさまざまな感覚を数値化する習慣を持つことによって、次第に自分を客観視することができるようになります。**

・昼寝の効能

昔から「快眠」「快食」「快便」は健康のバロメーターといわれます。

私も診察の際には必ず患者さんにこの3つの項目を確認しますが、中でも「睡眠」は、メンタル面で不安を抱える方の多くに睡眠障害がみられるなど、とても大事な要素です。

十分な睡眠が取れないと、疲労が回復しないまま翌日の仕事をこなさなければなりません。仕事中は気持ちが張り交感神経が緊張状態になるので何とか業務をこなせますが、こんなときはイライラしやすくなりますし、作業効率は決してよいとはいえないでしょう。

さらに、交感神経が優位な状態が続くと、ますます睡眠に悪影響が出てしまいます。こうした悪循環が続くと、自分でもなかなか気づけないうちに疲労が蓄積し、やがて心身の調子を大きく崩してしまうことになります。

このような悪循環を絶ちきるうえで昼寝は大変有効な手段であり、先のセルフモニタリングで、疲労度が溜まってしまった場合にまっ先に試してほしい方法のひとつです。昼寝によって、1日を通してみた場合の疲労度はもちろん、1週間単位の疲労蓄積度の総量もぐっと減らすことができます。

ここで注意したいのは昼寝の時間です。

健康な睡眠では、90分おきにレム睡眠が現れますが、これは主に「体を休めるもの」と考えられています。一方、ノンレム睡眠は「脳を休める働き」があり、前半、特に初めの部分に深い睡眠が出て、後半になるにつれて徐々に浅くなります。このような一連の睡眠構造を「メジャースリープ」といいます。

さて、30分以上昼寝をしてしまうと、夜間のメジャースリープが乱れて、十分に脳を休めることができなくなってしまう可能性があることがわかっています。ですので、**昼寝の時間は30分未満にすべき**ですが、私は自分自身の経験と患者さんからのヒアリングで、15〜20分がちょうどよいと考えています。

また時間帯も大切で、夕方に昼寝をしてしまうと、同様にメジャースリープが崩れてしまいます。**昼寝をする時間帯は、朝目覚めてから8時間以内がよい**といわれています。

さて、昼寝の目的は、体を休めるというより脳を休めることにありますが、横になってしまうと体が睡眠モードに入ってしまうことがあるため、**リラックスできるイスやソファーなどでの昼寝がおすすめ**です。その場合、旅行用枕があると便利です。また、職場で昼寝をしやすい場所や時間帯を知っておくことも必要でしょう。

数値化の習慣が身についてくると、20分程度の昼寝であっても、その前後で疲労度が大きく変化することに気づけるはずです。忙しい現代人には、アイマスクと耳栓、旅行用枕は三種の神器といえるかも知れません。

第5章

認知行動療法・対人関係療法・アサーションに学ぶイライラ対策

認知のゆがみが感情に大きな影響を及ぼす

認知行動療法は、アルバート・エリス博士が開発した「論理療法」と、アーロン・ベック博士が開発した「認知療法」に、さらに学習理論をベースにし行動の変容を促す「行動療法」が組み合わさって誕生した精神心理療法です。

現在、認知行動療法の枠組みはとても幅広く捉えられており、先に述べた漸進的筋弛緩法、自律訓練法などは、認知行動療法のバリエーションのひとつとも考えられています。

認知行動療法以前の精神療法といえば、ジグムント・フロイトに代表されるような「精神分析」が主流でしたが、この方法は患者の深層心理を探ることが治療の中心でした。治療では、幼少期の生育環境や心の傷・トラウマを明らかにすることが重視されます。

それに対して認知行動療法では、過去の問題よりも今現在のあり方に焦点を当てます。たとえどのような過去の問題があったとしても、現在の認知の仕方を変えることで、さまざまなつらい感情を変えられる、と考えるのです。

さて、同じようなストレスを受けながらも個々人で反応の違いが出てくるのは、個人要因の差によることをすでに述べましたが、ストレッサーからの影響は、そのなかでも特に個人の「認知の仕方」によって大きく異なることがわかっています。

ここまですでに「認知」という言葉を使ってきましたが、そもそもこの認知とはどういう意味でしょうか。一言でいえば、**認知とはその人の「ものごとの捉え方」**です。

この「ものごとの捉え方」には、人それぞれ特有のパターンがあり、これを認知療法では、「認知のゆがみ」といいます。この**認知のゆがみが、イライラしたり、落ち込んだりといった私たちの感情に大きな影響を及ぼしているのです。**

認知行動療法では、こうした**認知のゆがみに気づき、それを修正したり、より柔軟な対応をすることで感情をコントロールすることができる**と考えます。

自動思考とスキーマ

さて、次のような場面を思い浮かべてみてください。朝、会社の廊下で上司とすれ違ってあなたは挨拶をしましたが、上司は挨拶を返してくれませんでした。あなたはこんなとき、どんな気分になるでしょうか。

①あの人はいつもこうだ。そもそも自分のことを過小評価している↓イライラする
②昨日提出した書類に不備があったのかも知れない↓不安になる
③自分の営業実績が悪いせいだ。自分は何てだめな人間なんだろう↓落ち込む

矢印の下側がそのときに起こる気分（感情）ですが、こうしたそれぞれの感情が生じる前には、このように矢印の上側のような思考が介在しているのです。

ここでの思考は、論理的に考えたうえで導かれるような思考とは違い、なかば**反射的・自動的に浮かび上がってくるような思考で、これを「自動思考」といいます**。こうした自動思考やそれに伴う感情によって、私たちは心身にさまざまな影響を受けます。

先の例では、いずれの場合も心身に何らかのマイナスの影響があるでしょう。特に③のような認知のゆがみがある場合には、うつ病になってしまう可能性もあります。

一方で、もし同じような状況を経験したとしても、「きっと朝から何か考え事をしていたんだろう。だいぶ忙しそうだな。何か手伝ってあげよう」というような思考であったならば、ネガティブな感情が起こることは格段に少なくなるはずです。このように、自動思考は人によってかなり違いがあり、その違いによって私たちに生じる感情もだいぶ異なるわけです。

しかしそもそも、自動思考の違いはどうして起こるのでしょうか。認知療法では、自動思考のさらに前に、その人の価値観や人生観、信念ともいえる「（セルフ）スキーマ」があるからだ、と考えます。

もう一度先の例でみてみると、①の場合には「自分は評価されるべき人間だ」というスキーマが、②の場合には「自分に自信がない」というスキーマが、③の場合には「自分は価値のない人間だ」というスキーマが、それぞれある可能性があります。このように、**「スキーマ」↓「自動思考」↓「感情」という流れにおける個人特有のパターンが「認知のゆがみ」**です。

思考と気分（感情）を区別する

こうした認知のゆがみを修正するには、「スキーマ」「自動思考」「感情」の流れを念頭に置いたうえで段階的に取り組む必要があり、認知行動療法ではそれがシステム化されています。

ここではイライラへの対処法・予防法として簡略化してお伝えします。

・ステップ1「感情と思考を区別し、感情を数値化する」
・ステップ2「認知のゆがみに気づく」
・ステップ3「自動思考の思い直し」
・ステップ4「別の考えはできないか探る（根拠と反証）」

ステップ1「感情と思考を区別し、感情を数値化する」

まずは、感情と思考とを区別してみましょう。簡単な例題を挙げてみます。
以下のQ1からQ7は、感情と思考のいずれでしょうか。

Q1. イライラする
Q2. また失敗しそうだ
Q3. 悲しい
Q4. 仕事は完璧にこなすべきだ
Q5. 不安だ
Q6. 自分は取り柄のない人間だ
Q7. 腹が立つ

Q1、3、5、7は感情、Q2、4、6は思考です。簡単すぎましたか？でも実際に自分のこととなるとわかりにくいものですし、混乱のさなかにあってはなおさらです。このように、感情は「悲しい」「不安だ」などのように一言で表すことができますが、思考は文章形式になります。

一度、自分が陥りやすい思考と感情を、思いつく限り書き出してみるとよいでしょう。特に感情を表す言葉については、自分なりのリストを作ってみてください。その際、ネガティブな感情だけでなく、ポジティブな感情も思いつく限り書き出してみます。そして、イライラするときには、ほかにどんな感情が交ざっているか、その都度確認するようにしてみるのです。例えば不安、悲しみ、恥ずかしさ、憂うつ、恐れなど、むしろ複数の感情が同時に起こっている場合の方が多いことに気づくでしょう。

このような作業を通すことで感情と一定の距離を取り、感情を客観的にみる習慣が身につきます。リスト化した感情を表す言葉は、自分だけの宝物になります。

●感情を数値化する

さて、感情と思考を区別したら、今度は感情を点数化してみます。先に紹介したNRSを使ってみましょう。

例えば、イライラするようなできごとがあったときに、「もう最悪。イライラ度は……この前に比べるとちょっと少ないから、7くらいかな」という具合です。

このように数値化するだけでも、それがイライラという感情を客観視することに繋がるため、意外に落ち着いたりするものです。

あるいはここでいったん深呼吸してから再評価してみると、数値が下がるかも知れません。これをイライラに限らず、さまざまな感情に対して使ってみることによって、感情を客観視するだけでなく、一呼吸置くことで冷静になりやすくなります。

ステップ2「認知のゆがみに気づく」

「事実をありのままみる」ことは、私たちにとって想像以上に難しいことです。多かれ少なかれ、私たちは事実に対して「誤った推論」をしてしまい、それによってゆがんだ自動思考が浮かんでしまうわけです。認知療法の開発者であるベック博士によると、この推論の誤りは10種類にわけられます。認知のゆがみに気づくために、ここからいくつか代表的な推論の誤りについてみていきましょう。

●オール・オア・ナッシング（白黒思考）

「完璧にできないなら、失敗したのと同じだ」というような、二者択一的な思考のことです。人は追い詰められて心のゆとりがなくなると、このような二者択一的な思考パターンに陥りやすく、その最たる例が、「生きていてもちっともいいことがない、いっそのこと死んだ方がましだ」というような場合です。

本来、世の中の多くの問題は白黒はっきりできないことの方が多いはずで、こうした現実と白黒思考のギャップはストレスになりますし、イライラの原因にもなります。

●一般化のしすぎ

「自分は何をやってもうまくいかない」というように、たったひとつでもよくないことがあると、「いつも」「何をやっても」「必ず」などと、すべてのことに通ずるかのように考えてしまうことを「一般化のしすぎ」といいます。

このような推論の誤りがあると、本当はよいこともたくさんあるのに、いつも嫌な体験をしてしまっているような錯覚に陥りやすく、気分も憂うつになってきます。

●結論の飛躍

「話の最中にあくびをした。きっと自分を馬鹿にしているに違いない」というように、あるできごとに対して、何の根拠もないのに自分にとって不利で悲観的な結論を出してしまうことを「結論の飛躍」といいます。

例として挙げたようなケースでは、当然怒りやイライラの感情が沸き起こることになります。

●すべき思考

「部下は上司のいうことを素直に聞くべきだ」という場合のように、ものごとに対して「～すべきだ」「～でなければならない」あるいは逆に「～すべきでない」と考えてしまう思考パターンが「すべき思考」です。

このような認知のゆがみを強く持っている場合には、例えば部下が少しでも自分の意見をいおうものなら、ついイライラしたり怒りが湧いてきたりするでしょう。自分で考えた基準を相手に当てはめることで、相手を追い込んだりしてしまうことにもなるため、職場での人間関係のトラブルの原因として比較的多いと推察されます。

●レッテル貼り

「自分は能力のない人間だ」というように、自分に対して極端な決めつけをしてしまうのが「レッテル貼り」です。また、他者の欠点を一般化して何らかのレッテルを貼ってしまうこともあります。

この場合、相手がそのレッテルとは違った行動・言動をした際にはイライラや怒りを感じたりすることもあります。これは後に述べる対人関係療法では、「役割期待から外れた」ということで理解できます。

ステップ3「自動思考の思い直し」

自動思考とそれに続いて起こる感情の渦に巻き込まれないために、とても大事なことがあります。それは、自動思考として浮かんだ考えは、自分の誤った信念（スキーマ）による思い込みである可能性がある、と思い直すことです。

最初に、挨拶を返さなかった上司に対して「自分のことを過小評価している」という自動思考が浮かんでイライラしてしまう例をみましたが、「自分のことを過小評価している」と一瞬思ったけれども、もしかするとそれはスキーマによる思い込みかも知れないと思い直す、というステップを踏むわけです。

自動思考は、ほぼ瞬間的に起こりますので、それをそのときに制御しようと思っても無理な話です。そうではなくて、これは思い込みかも知れないと思い直し、感情の渦に巻き込まれずに踏みとどまることが大事です。

ステップ4「別の考えはできないか探る」

感情の渦に巻き込まれずに踏みとどまれたら、次に別の考えはできないか探ってみます。正式なやり方としては、自動思考が事実であるという根拠と、自動思考が事実でないことを示す反証を、それぞれ客観的な事実をもとに書き出す作業を行いますが、ここではより簡便な方法で探ってみましょう。

①本当にそれが真実か自問し、他の考えがないか思い直してみる

例えば「話の最中にあくびをした。きっと自分を馬鹿にしているに違いない」という場合には、

「本当にそうか？　もしかすると昨夜はあまり寝ていなかっただけではないか？」と問い、

「確かに眠そうな顔をしていた。自分が決めつけてしまっていただけかも知れない」と思い直します。ここで大事なのは、このように「ほかにも考え方がある」ということに気づくことです。

②自分にとって大切な人が同じ悩みを抱えているとして、その人にアドバイスしてあげると考える

例えば「完璧にできないなら、失敗したのと同じだ」という場合には、大切な人にアドバイスすることを想像してみると、

「そもそも世の中に完璧なものなど存在しないのでは？」

「試験だって60点あれば合格点。それでいいのでは？」

という具合に、普段自分に対してはなかなか出てこないような回答が自然に出てきたりします。

さて、先に正式なやり方では自動思考の根拠と反証を挙げるということを述べましたが、認知行動療法においてこの両方から考えてみるという視点は大事です。「自分はこう思う」という主観ではなく、できるだけ客観的事実をもとに、自動思考に至った「根拠」と、その自動思考が事実とは異なることを示す「反証」を挙げてみて、合理的な別の考え方（適応的思考）を導いていくのです。

このように、無理に自分の考えを改めようとするのではなく、別の考え方はないか、という視点で探っていく態度が大切です。

対人関係に特化した「対人関係療法」

対人関係療法は、対人関係学派の理論に基づき1970年代にうつ病に対する外来療法として開発された心理療法です。先に述べた認知行動療法とならんで、うつ病の治療において薬による治療と同等かそれ以上の効果があることが実証されています。

現代人が抱える多くのストレスが対人関係に起因していることは、皆さんも感覚的におわかりかと思いますが、対人関係に焦点を当て、その関係性や問題点を見直していくのが対人関係療法です。ですので、対人関係から生じるイライラや怒りなどに対しても非常に効果的な解決策を与えてくれるアプローチです。

まず、皆さんの人間関係のバランスを見直すことからスタートしてみましょう。

ここでは、家族や友人・知人、同僚、その他、自分に関わりのあるすべての人たちを、次の3つのグループにわけてみます。

第1層……配偶者、恋人、親、子供、親友など（最も信頼している大切な存在）
第2層……友人、親戚、配偶者の親など（若干距離を置いて付き合っている人）
第3層……仕事関係者など（通常は距離を置いて付き合っている人）

1〜3の順は、自分の心に与える影響力の大きさを表しています。

特に第1層に分類される人たちは「重要な他者」と呼ばれ、自分を精神的に支えてくれるかけがえのない存在です。

この「重要な他者」との関係がしっかりしていれば多少のストレスが押しかかっても跳ね返せますが、逆にここの関係がうまくいっていない場合には、それ自体が大きなストレスになる可能性があります。

ですので、まずはこの「重要な他者」との人間関係をしっかりさせることが大切です。次に大事なのが、この三者間のバランスを取るということです。これらのバランスを欠くことがストレスに結びついてしまいます。

例えば、いわゆる「仕事人間」の人の場合をそれぞれの層の大きさで表すと、1、2層が極端に小さくて3層が大きいというアンバランスが問題になりますし、あるいは育児中の主婦の場合には、1層だけが大きくて2、3層が小さすぎるのが問題です。

こうしたアンバランスが原因となり、前者の場合には家庭不和や定年退職後の熟年離婚、後者の場合には育児ノイローゼなどに繋がってしまうこともあります。

皆さんも一度、今の人間関係はバランスが取れているかどうか確認してみてください。そして**自分にとって本当に大切なのは誰かを考え、その人にさえ本当に理解してもらえていればいいのだ、と割り切れるならば、イライラの仕方も変**

わってくるはずです。

役割期待の不一致

さて、対人関係療法では、人間関係によって生じるあらゆるストレスを「役割期待の不一致」として捉えます。

私たちは、あらゆる人に対して何らかの役割を期待しているもので、家族には家族の役割を、上司には上司の役割を、というように、それぞれの立場に対する役割を期待するだけでなく、個々人に対しても、AさんにはAさんの役割を、BさんにはBさんの役割を期待しています。

さらには、電車で偶然隣り合わせた見知らぬ人に対しても「知らない人」という役割を期待しているため、いきなり馴れ馴れしく話しかけられたりすると不愉快に感じるわけです。このことは、「もの」や「状態」に対しても当てはまります。

ある状況が、「自分が期待している状態」からずれているときに、そしてそれが自分ではコントロールできない場合に、人はイライラや怒りを感じます。だとすれば、「自分が期待している状態」を見直すか、「自分ではコントロールできない」状況を改善することが、イライラや怒りを絶ちきることに繋がるはずです。

さらに対人関係療法は、「常に主体的であれ」というとても大切な視点を私たちに与えてくれます。ここからは、こうした対人関係療法独自の視点から具体的にイライラに対する対処法をみていきます。

さて、エスカレーターの片側歩行は、禁止すべきだという意見も出ていますが、今のところ急ぐ人のために東京は右、大阪は左を空ける習慣が定着しています。

例えば大事な会議に間に合うよう急いでいるときに、歩行側で立ち止まっている人がいてイライラしたとします。こんなとき、あなたならどうするでしょうか。

この場合、「自分が期待している状態」は歩行側をさえぎる人がいないことで、それと現実が一致していないこと、さらに歩行側をさえぎっている人をコントロールできないからイライラする、というわけです。

もしこのときに、「すみません」とこちらから声をかけて、その人が歩行側を空けてくれたならば、その状況をコントロールできたことになりイライラは収まりましょう。

しかし、離れていて声をかけられなかったり、さらには声をかけても空けてくれなかった場合には、イライラはさらにつのることになります。

こんなときには、次のような思考が頭の中を駆けめぐっているはずです。

「大事な会議なのに、この人のせいで遅刻しそうだ。歩行側で立ち止まるなんて、何て無神経なんだ」

実はこの思考の中には、2つの問題が潜んでいます。1つ目は、歩行側では立ち止まらないのがマナーで、人はマナーを守るべきである、という考え。ここに、認知行動療法の項目で説明した「すべき思考」が入っていることに気づきましたでしょうか。

もう1つは、「この人のせいで……」という部分です。このように、それが人であっても何であっても、「○○のせいで……」という考え方をする場合、主体性を持っているのは○○の方で、自分はその被害者、ということになってしまいます。

被害的な意識にとどまる限り、イライラが解消されることはなく、自分が主体的になるように考え方を変更する必要があります。

そこで次のように考えたとしましょう。

「ここで足止めは確かにきついな（1）。でも、そもそも自分が寝坊しなければエスカレーターを歩く必要もなかったわけだし（2）、きっとこの人はひどく疲れているのかも知れない（3）」

このような考え方をした場合には、具体的にどのような対処をしているのかみてみましょう。

（1）では自分が被った現実を肯定し、主体性を自分に取り戻しています。このように、いったん自分が被害を受けたという状況を肯定してあげることで、気持ちに少しゆとりが生まれます。「あの人のせいで……」という場合の、自分は被害者であるという意識（従属的立場）から、「確かに自分は被害を受けた。でも……」という具合に、自分を主体的な立場に変更するのです。

（2）では、自分が寝坊していなければ、「自分が期待している状態」は、例えばゆっくり音楽を聴きながらエスカレーターで立ち止まっている状態だったかも知れない、という具合に、やはり自分を主体としながら「自分が期待している状態」が変わっていたかも知れないことを認識しています。

（3）では、起きている状況を自分なりに考えなおして、現状を許容範囲内に変更しています。これは、自分側をコントロールしている、ということになりますが、このようにコントロールの仕方は、相手や現実を変えることだけではありません。むしろ相手や現実がコントロールできることの方が少ないかと思います。

このように主体的に自分側をコントロールすることは、自分の枠組みを積極的に広げることにも繋がります。常に自分が主体的になりながら、期待状況やコントロールの範囲・枠組みをうまく変更する、という視点が重要です。蛇足ながら、エスカレーターの例はたとえ話であり、片側歩行を推奨するものではないことをお断りしておきます。法律でエスカレーターでの歩行が全面禁止になったら、このシチュエーションではもはやイライラしないでしょう（自分が期待する状況が変わるからですね）。

さて、人間関係は相手あってのものですから、ときにはどうしても相手に行動を変えてほしい場合もあるかと思います。その場合もしっかり「自分」を主語にしてお願いする、ということが大切ですが、かといって押しつけるような言い方をしてしまっては人間関係にひびが入ってしまうかも知れません。

ここからは上手に自分の意見を伝えるための「アサーション」という方法をご紹介します。

アサーションに学ぶコミュニケーション技法

「アサーション」とは、南アフリカ共和国の精神科医、ジョセフ・ウォルピによって開発されたコミュニケーションの考え方と方法のことで、**「自分のことも相手のことも大切にする」という基本的態度に立脚したうえで、「上手に自分の意見や気持ちを相手に伝える」ことを目指します。**

皆さんは、本来ならばお願いして頼むべきことを、当然のように誰かに命令したり押しつけたりしていませんか？　あるいは逆に、頼んでもいいことを頼まなかったり、断ってもいい場合に引き受けてしまったりしていないでしょうか。

どちらかに思い当たる節があるならば、ここからのアサーションをぜひ取り入れてみてください。きっと人間関係が今まで以上によくなり、イライラも少なくなるはずです。

3つのタイプの自己表現

アサーションの開発者・ウォルピは、人間関係における自己表現は、大きく3つにわけられると考えました。

1つ目は、自分のことは後回しにして他者を優先させる自己表現（非主張的自己表現）、2つ目は、自分のことを優先し相手のことはあまり考えない自己表現（攻撃的自己表現）です。この対照的な2つの自己表現に対し、3つ目はこれらの中間のほどよいバランスを保ったタイプで、自分のことをまず考えたうえで、相手にも配慮する自己表現であり、これを「アサーティブな自己表現（アサーション）」といいます。

私たちは普段、相手や状況によってこれら3つの自己表現を使い分けているのが普通ですが、3つのうちどの割合が多いか、というところにその人の特徴が出るわけです。

①非主張的自己表現（ノン・アサーティブ）

自分の気持ちや意見をいわず、あるいは自分を抑えてしまい、結果として相手のいうことを聞き入れてしまったりする場合の自己表現です。

ここには、曖昧な表現や消極的な態度も含まれます。一見、控えめで相手のことを尊重する態度にも映りますが、常に本心を抑え込んでいるため自分に自信が持てず、また都合よく頼りにされてしまいがちなため、相手に対して内心怒りや卑屈さを抱いていることもあります。

何かのきっかけでそれを爆発させてしまった場合、たとえそれが本人にとっては溜まった怒りを素直に出したのだとしても、相手からは「突然キレて八つ当たりしている」など、不当な評価を受けることになってしまいます。

一方で、溜まった怒りを表に出すことなくひたすら耐えるようなタイプでは、次第にストレスが溜まり疲弊してしまい、メンタルのバランスを崩してしまう場合もあります。

②攻撃的自己表現（アグレッシブ）

相手の立場や気持ちをあまり考えず、自分の言い分を押し通してしまうような場合の自己表現です。例えば、「命令する」「押しつける」「怒鳴りつける」「言い負かす」などは典型的な攻撃的自己表現です。

ここで注意したいのは、おだやかに自分の意見を述べているようなときや、女性が甘えるような態度でいるときでも、もし相手を自分の思い通りに操作するとしたら、それは攻撃的自己表現にあたる、ということです。

攻撃的自己表現をするタイプの人は、自分の意見が通って気分よい日々を送れそうですが、本人が自分の強引さに後味の悪い思いをしたり、次第に相手から敬遠され孤立していくことになります。

権力がある立場の人、知識や経験が豊富な人、役職や年齢が上の人は、このような攻撃的自己表現を無意識的にしてしまいがちだといわれています。部下や立場の弱い人、子供などに対して、攻撃的自己表現を向けやすくなります。

③アサーティブな自己表現（アサーション）

前の2つの自己表現とは異なり、**自分のことも相手のことも大切にしながら、上手に自分の意見や気持ちを相手に伝える表現方法**です。自分の気持ちや考えを相手の立場を考慮しながら素直に表現することで、それが相手にも伝わり、たとえ相手と意見が異なったとしても、その後お互いの立場を考えながら建設的に話し合いができることになります。

どのような立場にある人でも、こうしたアサーティブな自己表現は、人間関係を円滑にするうえでとても大切な技術です。アサーティブな自己表現をするうえで大事なのは、相手に伝える前に、まずは自分の考えや気持ちを捉えること、伝えたら相手の反応を受けとめようとすること、です。

以下、アサーションが上手になるための簡単な3つのステップをご紹介します。

〈第1ステップ〉自分の気持ちを確かめる

自分を表現するためには、まず自分の気持ちや意見を明確にする必要があります。この作業は得てしておろそかにされがちで、そうなればその後の表現もうまくいきません。ですので、まずは自分の気持ちに耳を傾ける時間を意識的に取るようにします。慣れてくればこのステップにかかる時間は次第に短縮されます。

ここで大切なのは、この作業は自分の考えを白黒はっきりさせることではない、という点です。今は白黒はっきりせず、グレーの状態であるならば、グレーであるということを自分で確認できていることが大事です。

〈第2ステップ〉素直に言葉にしてみる

第1ステップで確認した自分の思いや意見を、なるべく正直に、自分の言葉で伝えるようにします。自分の気持ちがグレーの状態であるならば、もちろんそれを伝えてもかまいません。

ここでのポイントは、相手の立場や考えを配慮する言葉を交えながら、きちんと「私」を主語にして表現することです。

〈第3ステップ〉見届ける

自分の思いや意見が、相手にどう受けとめられたかを見届けるステップです。このステップを踏まないと、単に自分の思いを表現しただけで終わってしまう可能性もあります。

当然相手にも、自分と同じように確認し表現するプロセスがありますから、会話を通してそれを見届けて初めて、アサーティブなコミュニケーションが成り立ちます。

ここに挙げた3つのステップは、実際にイライラや怒りを感じたときの対応にも応用できます。第1ステップを応用して、イライラや怒りの感情に気づく過程とします。

実は**イライラや怒りのさなかにいるときには、自分が「なぜ」「どうして」「何に対して」イライラしているのか、正しく捉えられていないことが多い**のです。

例えば、皆さんは会社でのイライラや怒りを家庭に持ち込んでしまい、つい家族にその矛先を向けてしまって気まずい思いをしたことはありませんでしょうか。第1ステップを経ることで、イライラや怒りの感情に気づきながら、その理由や対象を明確にすると余計なトラブルを避けられます。

第1ステップを踏んでなお、相手に自分の思いをすぐに伝える必要を感じたならば、先の第2、第3ステップに進みます。もし自分の思いをすぐには伝えるべきでないと判断したら、先に紹介したリラクセーション法などでクールダウンします。そして、少し時間を置いて冷静になったうえでも、やはり自分の思いを伝えるべきだと考えるならば、同様に第2、第3ステップに進みます。

このように、アサーションは対人コミュニケーションを円滑にするうえで大いに役立つ方法です。最初はなかなか慣れないかも知れませんが、こうした考え方や表現の仕方を身につける過程で、常に相手のことを思いやるという、人として大切な気持ちを育むことにもなりますので、ぜひ日常生活の中に取り入れていただければと思います。

イライラを味方につける

第1章で、ストレスが心身に及ぼす悪影響や、生活習慣病の原因となり得ることについて述べましたが、ここで、私たちがストレスをどう捉えるかによって、それが心身に及ぼす影響は180度変わる可能性がある、という驚くべき事実についてご紹介します。

1998年にアメリカで約3万人を対象とした8年間の追跡調査が行われました。この調査では、「昨年どれくらいストレスを感じましたか」「ストレスは健康に害をなすと信じますか」といった質問に参加者に答えてもらい、その後公開されている住民記録を使って参加者のうち誰が亡くなったかを調べました。

前年に強いストレスを経験した人たちは死亡リスクが43％も高かったのですが、これは「ストレスが健康に害をなす」と信じていた人たちだけに認められたことでした。

強いストレスを経験したにもかかわらず、ストレスが無害だと思う人たちの死亡リスクは、上がるどころか、ストレスがほとんどなかったグループと比べてもさらに低い結果となったそうです。研究は8年間に及び、最終的には18万2000人の人たちが、ストレスからではなく、ストレスを悪いものだと信じたことによって死期を早めた、と研究者たちは判断しました。

さらに別の研究では、ストレスを有用なものとして考えなおすように教えられた人たちは、ストレッサーが加わった後に生じる不安などの心理的ストレス反応が少なくなっただけでなく、身体的反応の仕方までも変化することが確認されました。

具体的には、通常ストレスに伴う反応として心拍数の増加と心血管の収縮が認められますが、ストレスを有用であると信じられた人たちには、心拍数の増加がみられたのみで、心血管の収縮は起こらなかったというのです。

これらの研究結果は、イライラをはじめとした心理的ストレッサーを含め、さまざまなストレスをどう捉えてどのように対処すべきか、ということについて、今までとはまったく違った新しい視点を与えてくれます。

つまり、**イライラをただ単に敵視するのではなく、それは私たちに成長をもたらしてくれるものだ**、というポジティブな捉え方をしたとき、心身に起こる反応はマイナスからプラスに転じる可能性があるということです。

実際に、これまで紹介してきた方法、あるいは次章で取り上げる方法を実践することによって、きっと皆さんには、自分自身の成長を感じられる瞬間がおとずれることと思います。

もちろん、一朝一夕に身につくことではありませんが、これらの方法を日常生活で繰り返し実践することで、いわゆる人としての器が大きくなったと実感できる方もいることでしょう。

このように、イライラは自己成長の大きなチャンスになり得ます。くどいようですが、こうして繰り返し申し上げるのは、先の研究結果は、プラスの思い込みによってストレスが心身に与える影響がよい方向に転ずる、ということにほかならないからです。

このようなプラスの思い込みは強力で、その効果はよく「プラセボ効果」と比較されますが、プラセボ効果が短期的にある特定の効果だけを示すのに対して、思い込みの効果は本人の信念（スキーマ）などとも関連したより深いものであるため、長期的にさまざまな効果を発揮することができます。

皆さんが、イライラは成長の糧になる、と思いながら日頃より積極的に対処し、そのことが自分自身の実体験として腑に落ちたとき、この考えは信念のレベルにまで深まっていくことでしょう。そしてそれは、あらゆる困難やストレスを乗り越えていく力、レジリエンスを大いに高めることに繋がります。

さて、ここからはストレスと「オキシトシン」というホルモンの関係についてみながら最終章に移っていきたいと思います。

「オキシトシン」は、古くから出産時や授乳の際に分泌されるホルモンとして知られ、母親特有のホルモンと考えられていましたが、最近では未婚の女性はもとより男性であってもオキシトシンを分泌できること、さらには、幸せな気分になる、不安や怒りが減少する、学習意欲が向上するなど、さまざまな作用を持つことがわかってきました。

実はこの**オキシトシンは、ストレスと密接に関わるホルモンで、視床下部で合成されたのちストレス反応の一環として下垂体から分泌され、強力な抗ストレス作用を持っています。**

先に紹介した、ストレスをポジティブに捉えている人たちには心血管の収縮は起こらなかったという事実も、このオキシトシンの働きと密に関係しており、オキシトシンはまた心筋細胞の再生にも関与していることが明らかにされています。

さらにオキシトシンには、他者への信頼感が増す働きや、社交的になるといった作用があることがわかっています。誤解を恐れずにいえば、私たちがストレスにさらされたときには、他者に助けを求めるようになっている、ということです。

さらに興味深いことに、「他人を思いやり助けることに時間を費やした人は、自分自身のなかに回復力を作りあげる」ことを示唆する研究があります。

これら一連の研究は、巻末の参考図書に挙げたケリー・マクゴニガルの著作に詳しいので興味のある方はご参照ください。

ここまでを整理すると、**我々がストレスを受けたときには、抗ストレス作用を持つオキシトシンが同時に分泌されストレスからの回復のための機能がもともと用意されている**ということです。

さらにその働きが他者に助けを求めることを促し、人との繋がりに結びつき、そしてこのような人たちに手をさしのべる人もまた、自らのうちに回復力を育む、ということになります。なんだかとても素敵ですよね。

オキシトシンは、人と抱擁したときや愛情を感じたときなどに分泌されることがわかっていますが、近年瞑想によってオキシトシンが増える可能性があることについて注目が集まっています。

最後の章では、この瞑想と密接に関わるマインドフルネスという方法について掘り下げ、「感情をコントロールする」ことそのものを手放すことについてみていきたいと思います。

第6章

感情をコントロールすることから解放されよう

第2章の最後で、「スピリット」という言葉は、全体性を表す言葉として捉えるとわかりやすいのではないか、と述べました。もともと現代の科学では立証されていない概念ですので、以下のスピリットに関する考察でも、「このように考えると世の現象を理解・説明しやすい」という曖昧な言い方しかできないことをどうかご容赦ください。

マインドフルネスとは

さて、スピリットの全体性についての理解を深めるうえでキーワードになるのが、前章の終わりにも出てきた「繋がり」です。

アメリカの心理学者、マーティン・セリグマンは、「人間は、自分がより大きな存在に属していると感じることが必要で、自分よりも大きな存在と繋がっている感覚が人をうつ病から救う」と述べ、このような大きな存在を「共通認識」と呼び、これは国、神、家族、そして私たちの生命を超えた大きな目標への信頼感であるといっています。

日本語でも、大和魂などといった場合には、個を超えた精神性を指していますが、私はこのように個を超えた、より大きな存在との繋がりに関わっているのが「スピリット」だと思っています。

さて、この章で紹介する「マインドフルネス」は、このような個を超えた感覚の習得を目指すものでは決してありません。むしろ、**徹底的に個の感覚に対して客観的に意識を向け、気づいていく方法**です。ただ、その練習過程において、例えば大自然との繋がりを感じられるような瞬間はあります。

しかし、マインドフルネスでは、そのような感覚もただ客観的にみつめます。

一方で「練丹」については、もともと道教の修行法であることから、「気」の感覚や自然との繋がりを重視する側面があります。

ただ、最初からこうした感覚を目指すのではなく、まずはマインドフルネスで、今ただ起こっていることを客観的にみつめることができるようになれば、練習があらぬ方向に進んでしまうことを避けられるでしょう。ではいよいよここからは、イライラという感情をコントロールすることそのものを手放すための具体的な方法として、マインドフルネスについてみていきましょう。

マインドフルネスとの出会い

私は、医師としてのキャリアを麻酔・ペインクリニック科としてスタートさせました。ペインクリニックとは文字通り「痛みのクリニック」で、基本的にあらゆる痛みが対象となります。

大学での研修を終えた後、当時ペインクリニックの中心地といわれていた病院で痛みの治療を学びました。そこでは、ペインクリニックのゴールドスタンダード、つまり西洋医学のペインクリニックでできる、現時点で最も効果が高いとされる治療法の基準が明確にでき、大きな意義を感じましたが、一方で基準から外れてしまった方たちにどう対処すべきか、という問題に直面しました。

ペインクリニックを受診する方には、24時間続く激烈な痛みを抱える人もおり、そうした場合には抑うつを伴っているケースが多いのです。また、痛みに対する囚われ、誤った認知を抱いてしまっている場合もあり、精神心理療法的アプローチの必要性も感じました。

そして、痛みの治療にはメンタルケアが必要不可欠だと考え、本格的に精神医療を学ぶようになりました。こうした過程で、この章で掘り下げる「マインドフルネス」の技法に出会い、深めることになります。

「マインドフルネス」を一言でいうと、**「今この瞬間に意識を向けて、余分な思考や感情を入れずに現実をありのままの状態として認識する」**技法あるいはそうした態度そのものです。

もともとは慢性疼痛を訴える患者に対するストレス低減プログラム「マインド

フルネスに基づくストレス低減法（Mindfulness-based stress reduction／MBSR）」として、マサチューセッツ大学のジョン・カバットジン教授によって提唱されました。

その後、がんや心臓病その他多くの身体疾患に起因するストレスのほか、うつ病や不安障害などの精神疾患に対しても応用されるようになります。これが「マインドフルネス認知療法（Mindfulness-based cognitive therapy／MBCT）」です。

うつ病に対しては、まずは症状がいったん落ち着いた（寛解期に至った、といいます）患者の再発予防プログラムとして大きな成果を上げたことで、現在では抗うつ薬や従来の認知行動療法などが無効な難治性うつ病といわれる病態に対しても適応が拡大されるようになりました。

その高い効果から、認知行動療法の「第3の波」ともいわれ、うつ病治療の最先端と目されていますが、実はこの先端的な精神心理療法のルーツを辿ると、何と約2500年前のブッダの教え（＝ヴィパッサナー瞑想）に行き着くのです。ブッダは、人々を苦しみから解放し心の平安に導くのはこれ（ヴィパッサナー瞑想）しかないと言いきったといわれます。

なぜ2500年も前の教えと最先端の心理療法が結びつくのか、不思議に思われるかも知れません。そのキーワードのひとつが「自己概念」です。

自己概念とは、自分の性格や能力、身体的特徴などに関して、自分とはこういう人間だ、というように、自分自身に対して抱いているイメージ（自己像）のことです。

自己概念は、生まれてからこれまでの人生経験の中で、自分自身に対する洞察や、周囲の人々の自分に対する言動、態度、評価などを通して形成されるもので、程度の差こそあれ、人は自己概念により自分を支えているものです。

そして、その自己概念がネガティブであった場合にはもちろん、たとえポジティブなものであったとしても、それを自分自身で変えることはなかなか難しいのです。

認知行動療法に代表される精神心理療法は、多かれ少なかれこの自己概念を変容させることを目的としているのですが、ブッダの教えをルーツに持つマインドフルネスでは、そもそも自己概念は思考が生み出した産物であり、実体ではない、という大胆な考え方に立脚しています。

私たちは、本来一瞬たりとも同じではない「無常」の存在であり、変化し続けることこそが生命や自然の本質ともいえます。思考や解釈を入れずに、本来変わり続ける存在である私たちのある瞬間を捉えてそこにとどまる、こうした態度がマインドフルネスです。このような自己概念に対するマインドフルネスの考え方が、認知行動療法の第3の波といわれるゆえんです。

マインドフルネスのルーツ、ヴィパッサナー瞑想

さて、私の場合は、まず慢性疼痛の患者さんへの治療方法のひとつとして「MBSR（ストレス低減法）」を知りました。最近でこそさまざまな学会のワークショップなどでもMBSRやMBCTを学べるようになりましたが、当時はマインドフルネスの概念を系統立てて教えてくれる機関はまだありませんでした。

そのため、ルーツである「ヴィパッサナー瞑想」の具体的なやり方を学びながら、そこにMBSRの文献的な考察を加えつつ、自分自身がやってみてそれを患者さんにお伝えするという、文字通り手探りに近い状況で始めました。

しかしそれでもかなりの手応えを感じることができました。それまで神経ブロックや薬物療法などではあまり効果がみられなかった難治性疼痛の患者さんたちが、少しずつですが改善していったのです。

さて、ヴィパッサナー瞑想は、別名「気づきの瞑想」ともいわれ、以下の3つ

の基本原則から成り立ちます。

なお本書では、厳密には異なるマインドフルネスとヴィパッサナー瞑想、気づきの瞑想を、その根幹理念の共通性からほぼ同義として扱っていることをご了承ください。

①実況中継
②スローモーション
③身体感覚の変化を感じる

1つ目の「実況中継」とは、今自分が行っていることや感じていることを、なるべく簡単な言葉で実況生中継することです。

まずは動作に対して実況中継を行い、慣れてきたら感覚や感情に対しても実況中継をするようにします。そのときに、あたかもアナウンサーが実況中継するようになるべく客観的に行うようにすることがポイントです。

例えば、右手をゆっくり上げているとします。その動作を実況中継する際には、「上げています、上げています……」とするよりも、「上がっています、上がっています……」という具合に、なるべく客観的な言葉を用いるようにします。「私が○○している」というように、一人称の主語に続く言葉はなるべく使わないようにします。

もう1つのポイントは、絶え間なく行う、ということです。これは余分な思考や感情が入り込むことを阻止することに繋がります。ヴィパッサナー瞑想では、気づきを得て、それを心の中の言葉として確認していくことをラベリングといいますが、実況中継もラベリングのひとつです。また実況中継は、この後の2つ目、3つ目の原則と同時に行うことも多く、そうすることで相乗効果が得られます。

さて、2つ目の原則は「スローモーション」です。これは文字通り動作をゆっくりとスローモーションで行うことですが、ではどれくらいゆっくりかといえば、もうこれ以上はやっていられない、と感じるくらいスローで行います。

当然人によって違いが出てきますが、例えば、先ほどの手を上げる動作をスローモーションでやってみる場合、おおよそ1〜2分くらいを目安にするとよいでしょう。実際にやってみるとわかりますが、この「スローモーション」は、私たちの意識を強力に「今」の瞬間に集中させることができる技法です。

大事なのは、このゆっくりとした動きを、先の実況中継と同時進行で行ってみることです。こうすることで相乗効果が得られ、余分な思考がピタッと止まるのが実感できます。

最後の3つ目は、「身体感覚の変化を感じる」です。私たちは普段、何か特別なことがない限り身体感覚に意識を向けることはあまりありません。しかし本来、あらゆる動作にはそれに伴う身体感覚があるはずですし、それは時々刻々と変化しているものです。それに意識を向けるのが3つ目の原則です。

手を上げる場合にも、例えば筋肉や皮膚の緊張や発汗などの身体感覚がさまざまな部位で感じられますが、手を上げ続けながらこうした感覚をよくよく観察してみると、それらが時々刻々と変化していることに気づくはずです。

その際、「三角筋が収縮しているな」とか「疲れてきた」といった余分な思考や感情をはさみ込まずに、ただ身体感覚の変化に意識を向け続けます。慣れてくれば、思考や感情さえも気づきの瞑想の対象にすることは可能ですが、始めはなるべくシンプルにやることをおすすめします。

「身体感覚の変化を感じる」ために

さて、気づきの瞑想の3原則を指導した患者さんから、「実況中継」と「スローモーション」はわかるけれども、「身体感覚の変化を感じる」ということがよくわからない、という質問をされることがあります。

この3つ目の原則は、マインドフルネスの醍醐味であると同時に、皆さんがつまずきやすいところでもあります。個人的な話になりますが、私は大東流合気柔術という、合気道のルーツといわれる武術をライフワークとして研鑽《けんさん》しています。

現在は免許皆伝を印可され、教える立場でもありますが、この「合気」の技法や稽古体系には、まさにマインドフルネスそのものといってもよいほど多くの共通点があります。

合気とは、相手の力を無力化する技法であると定義されることが多いのですが、こうした現象は（少なくとも私が研鑽している流派においては）、思考が少しでも介在すると成立しません。

合気は対人稽古（二人一組での稽古）を通して技法を練りますが、思考を排斥して今この瞬間の身体感覚に任せながら動くことで、相手との力と力のぶつかり合いがなくなり、相手に技がかかります。

「身体感覚の変化を感じる」ことがわからないという患者さんには、こうした合気の対人稽古を体験してもらい、技がうまくかかったときの身体内部に起こる感覚に意識を向けてもらうようにすると、その後は比較的わかりやすくなるようです。

もし皆さんが、やはり身体感覚がわかりにくい、と感じるならば、次の方法を試してください。まず、両手を合わせて10秒ほど素早く擦ります。すぐさま両手を、いわゆる丹田《たんでん》に当てます。

丹田は古来より「臍下《せいか》三寸の位置にある」といわれ、武術をやるうえではとても重視される部分ですが、おおまかに臍下の下腹部として差し支えありません。摩擦熱で暖かくなった手のひらから、じわーっと熱感が感じられますので、その感覚に意識を向けます。

これを繰り返すという、とてもシンプルな方法ですが、患者さんにはとてもわかりやすいと好評です。丹田については後ほど丹田呼吸の項目で詳しくみていきますが、いずれにしても、身体感覚の変化を感じることは、頭であれこれ考えていてもできるようにならない類のものですので、毎日少しずつ実行することが大切です。

さて、ヴィパッサナー瞑想は、これらの3原則を用いて「立つ瞑想」「歩く瞑想」「座る瞑想」などで練習するわけですが、それ以外にも日常生活のあらゆる動作・場面を通して実践できるのが特徴です。

例えば食事をしながら、掃除をしながら、洗い物をしながら、など日常生活の至る所に気づきを得るための材料があると考え実践するわけです。ここでまず、そのための基礎となる呼吸に意識を向ける瞑想をご紹介します。

呼吸に意識を向ける瞑想

私たちは普段特に意識しなくとも自然に呼吸をしていますが、その一方で意識的に呼吸を速くしたり遅くしたり、あるいは一時的に止めたりすることができます。

これは呼吸筋が、他の骨格筋と同様、大脳皮質の運動野から随意的に支配されている一方で、延髄（脳幹）により不随意的にも支配されている、つまり異なる神経系によって二重に支配されているためです。

このことから、呼吸には意識と無意識を橋渡しする重要な役割があるとも考えられます。余談ですが、まばたきもまた、意識的にも無意識的にも行えます。座禅の際には、半眼といって薄目を開けた状態で行うことが多いようですが、もしかするとまぶたの状態をコントロールすることで、意識と無意識を繋ぐ、といった意味があるのかも知れません。

さて、マインドフルネスでは呼吸に意識を向けることをとても重視します。当然のことですが、3分前の呼吸や5分後の呼吸を意識することはできません。呼吸に意識を向ける場合、必然的に今の呼吸を対象とすることになります。このように、呼吸を意識することは、今に意識を向けることに直結します。

①初めのうちは瞑想のための環境作りが大事です。なるべく落ち着いて静かに過ごせる空間と時間を確保し、リラックスできる服装で臨みましょう。慣れてくれば、環境や時間に左右されず、いつでもどこでもできるようになってきます。

②次に姿勢ですが、腰が丸くならないよう、骨盤を前傾し腰を立てるようにします。お尻を後ろに引き、下腹を前に出すような感じです。慣れてくると、こうすることで自然に丹田のあたりが充実した感覚になります。

一方で肩の力はなるべく抜いてリラックスします。ちなみにこのような状態を武術では「上虚下実」といって重視します。座禅の場合には、結跏趺坐《けっかふざ》（右足を左大腿の上に載せ、左足を右大腿の上に載せる）・半跏趺坐《はんかふざ》（一方のみ）・日本坐（正坐）が推奨されますが、このような姿勢がキープできれば、あぐらでも問題ありません。

むしろ伝統的なヨガの坐法・スカアーサナは、あぐらに近い座り方です。いずれの場合も、座蒲《ざふ》という座具や、座布団を折りたたむなどしてお尻の下に敷くことで、腰が立ちやすくなります。あごは軽く引いて、背中が丸くならないようにします。どっしり安定した土台から背骨が樹木のように伸びているようなイメージです。

手は下腹部の前で組むか、両膝の上に載せます。一般的には手のひらが上を向くようにしますが、自分がやりやすいやり方で結構です。目は軽く閉じるか、半眼でもかまいません。イスに座って行う場合も注意点は同様ですが、やや浅めに腰掛けて、背もたれは使わないようにします。

③まず体の中の空気を全部出すようなつもりで吐ききり、それから大きく吸い込みます。これを2～3回行った後は自然の呼吸に任せます。特に鼻閉などがない限り、鼻から吸って鼻から吐くようにします。

ここで初めに、禅の修養法のひとつである数息観《すそくかん》を少々アレンジしたやり方を紹介します。

これは呼吸の回数をただ数えるという極めてシンプルな方法ですが、非常に奥の深い修養法です。具体的には、吸う息と吐く息とを合わせて、それを一、二、三、と数えていき、十まで数えたらまた一に戻ります。最初の入息を「イー」、出息を「チー」、次の入息を「ニー」、出息を「イー」という具合に数えます。

人によっては、出息を先にした方がやりやすい場合もありますので、どちらでもかまいません。これを、以下の2つの条件を守るように行います。
・数のカウントを間違えないこと
・雑念を交えないこと
やってみるとわかりますが、これはいずれもとても難しい条件です。「お腹が空いてきたな、今日の晩ご飯は何だろう」といった些細なことから、仕事で気になっていることなど、次から次に雑念が沸き起こってきます。

また、そんなときは往々にしていくつまで数えたかわからなくなってしまうものです。そうなったら、また数のカウントを一に戻してやりなおします。ここで大事なことは、雑念を悪者にしないということです。

実はこの2つの守るべき条件というのは、もともと守れないようなことなのです。雑念は、今やるべきこと（ここでは数を数えるということ）に戻るための気づき、と捉えます。

雑念が生じた際に、「自分は何て集中力がないんだ」などと卑下することはまったくありません。むしろ雑念が生じたことに気づけた自分を褒めてあげましょう。そのうえで、簡単に「雑念、雑念」と唱えることで気づきの証しとして、すぐさま呼吸の回数を数えるという本来やるべきことに戻ります。

この「気づいては戻る、気づいては戻る」という繰り返しこそが、マインドフルネスではとても重要な過程になっています。

④数息観に慣れてきたら、呼吸そのものを観察するようにします。自然な呼吸

に対して、ヴィパッサナー瞑想の1つ目と3つ目の原則、「実況中継」と「身体感覚の変化を感じる」をやってみます。息を吸っているときには「（お腹が）膨らんでいる、膨らんでいる」と、息を吐いているときには「縮んでいる、縮んでいる」と実況中継しながら、膨らんでいる感覚、縮んでいる感覚を感じてみます。

ここでもさまざまな雑念が生じてきますが、同様に「雑念、雑念」と気づきを入れて、呼吸を観察するという今やるべきことに戻ります。慣れないうちは、なるべく深い呼吸をしようとか、ゆっくり呼吸しようというように、呼吸を自分で制御しようと意識しすぎてしまうことで、かえって息苦しく感じることがあります。

実際に患者さんからも「苦しくて続けられそうにありません」とか「かえってパニックになりそうです」といった声を聞くことがありますが、そんな場合にはいったん別のもの、例えば聞こえてくる音などに意識を向けてみるようにします。

そうしているうちに、当然ですが自分で意識したり制御しようと思わなくても、呼吸は自然にちゃんとできている、という事実に改めて気づけるはずですので、「ああ、大丈夫なんだ」と安心して、もう一度その自然な呼吸の観察に戻るようにします。

あるいは、最初のうちは苦しいと感じたらいったん目を開けて瞑想を中断し、少し体を動かしてリラックスしてから再開するようにしてもかまいません。その場合も、その動作の過程をマインドフルに、身体感覚に意識を向けて行います。

⑤呼吸を観察する際には、鼻を通して入ってくる、あるいは流れ出る息の感覚に意識を向ける方法もあります。意識を向ける対象が変わるだけで、やり方は基本的に同様です。

また、言葉での表現が難しいのですが、喉のあたりをやや締めるようにしながら、呼気あるいは吸気でこするようにして寝息のような音を鳴らすウッジャイというヨガの呼吸法があります。このウッジャイ呼吸を行うときの喉の感覚や音に集中するのもよい方法です。

⑥瞑想をする時間は、最初は5分程度から始めてみて、慣れてきたら徐々に時間を延ばしていくとよいでしょう。一定の時間、呼吸に意識を向ける瞑想をしたら、少しの時間でいいのでそれを振り返ってみます。

自分なりの簡単なチェックリストを作ってみて、瞑想の前後でそれらがどう変化したか、どの程度変化したか、など気づいたことを記録してみます。もちろん、それが瞑想を行ううえでのハードルを高めてしまうようであれば、簡単に頭の中で振り返るだけでも十分です。

レーズンエクササイズ（食べる瞑想）

私たちは普段、特に意識を集中することもなく、漫然と食事をしてしまっていることが多いのが実情だと思います。テレビをみながら、本を読みながら、あるいは仕事のことを考えながら食事をするとき、たとえそれらがどんなご馳走だったとしても、本来の美味しさを感じることなく、ただ単に口を経由して体に取り込まれるだけになってしまいます。

そんなときには、食べものの本来の有り難さに感謝するといった気持ちは微塵も感じられないでしょう。食べる瞑想を行うと、このことがよくわかります。食べる瞑想では、味覚だけでなく、五感を研ぎ澄ませて食事という行為と向き合うことで、普段の漫然とした食事からは思いもよらないようなさまざまな気づきを得ることができます。その過程で、例えばその食事を作った人の思いや、食べものの有り難さそのものなどに気づくこともあるでしょう。

こんなにも自分の心を豊かで幸せな気持ちにしてくれるものが身近にあったのか、と感動するかも知れません。食の本質を見直す意味からも、食べる瞑想はとてもおすすめです。ここからはマインドフルネスではおなじみの「レーズンエクササイズ」という方法を紹介します。

①まず、ゆったりした姿勢でイスや床に座ります。一粒のレーズンを取り出して手のひらの上に置いたまま、それをじっと眺めます。

あたかも初めてレーズンをみるかのような新鮮な気持ちになって、色々な角度からじっくりと観察します。形や、表面の色や光沢、しわの状態など、とにかく隅々までつぶさに観察します。

もしかすると、「なぜこんなことをしなければならないのだろう」とか、「小さい頃は干しぶどうが嫌いだったな」など、雑念が浮かんでくるかも知れません。ここで例によって「雑念、雑念」と気づきを入れて、レーズンの観察に戻ります。これは以下の過程でも同様です。

②次はレーズンを手のひらの上で転がしたり、手にとって指で触ってみます。

軟らかさや固さ、べたつく感じ、指で押してみたときの感触など、集中して観察します。

③今度は、匂いを嗅いでみます。甘い匂い、酸っぱい匂い、あるいは想像と違った意外な匂いを感じるかも知れません。ここではただ、匂いを嗅ぐことだけに集中して、ありのままに観察を続けます。

④十分に見て、触って、嗅いでみたら、いよいよレーズンを口の中に入れてみます。ここからは目を閉じてもかまいません。口に入れてもすぐに噛むのではなく、まずは舌の上に置いてみます。どのように感じるでしょうか。

表面の舌触りやレーズンそのものの重さ、風味などを感じてみます。そうこうしているうちに、唾液がじわーっと出てきたり、早く噛みたいという衝動が起きるかも知れません。このような自分に起こる反応や感情にも気づけるようにします。

⑤では、ゆっくりと噛んでみましょう。まずひと噛みします。食感はどんな具合か。ジューシーな甘みや香りが口の中や鼻に広がるでしょうか。沸き起こるあらゆる感覚に集中して意識を向け続けます。そして、2回、3回とゆっくり味わいながら噛みます。次第にレーズンは小さなかけらになっていきますが、その様子も口の中で観察します。

⑥十分に味わったと思えたら、ゆっくりと少しずつレーズンを飲み込みます。喉を通ってレーズンが胃に落ちていく感覚にも意識を集中するようにします。ゆっくり、ゆっくりです。

胃に届いてからは、レーズンが自分の身体の一部になるような感覚を抱くかも知れません。そのような感覚も含め、余韻を十分に味わいます。目を閉じていた場合には、ゆっくりと目を開けてレーズンエクササイズを終えます。以上の過程を、10分から15分くらいかけて行います。

身体を感じる瞑想・ボディスキャン

私たちの心身は本来密接に関わっていますが、現代人の多くは思考が最優先となっており、身体感覚を軽視しているように感じます。

私のクリニックでは、自律神経系と筋緊張を中心とした心身の機能評価を精神生理学的に行うストレスプロファイルという検査を行っていますが、明らかな僧帽筋（首から肩、背中にかけての筋肉）の緊張を認めるにも関わらず、肩こりの自覚がまったくない方が目立ってきています。

これは自分自身の身体の状態を感じられなくなってきている人が増えているということだと思います。ストレスフルな現代を生きる私たちは、病気の予兆を感じにくくなっている、といえるかも知れません。

ここで紹介する「ボディスキャン」という方法は、身体意識が希薄になってきてしまった現代人にとっては特におすすめの方法といえるでしょう。

①楽な姿勢でイスに座るか、仰向けで寝ます。部屋の温度は適温を保ちます。なるべく落ち着いて静かに過ごせる時間を少なくとも30分は確保し、リラックスできる服装をします。準備ができたら目を閉じます。

②息が体に出入りする感覚に意識を向けます。なるべくリラックスして、全身の感覚を抱くようにします。体の重みや、体がイスや床に支えられている感覚に意識を向け、今感じている感覚をあるがままに受け入れます。

③左足のつま先に意識を向けて、そこに生じる感覚を味わいます。それから今後はつま先で呼吸をしているつもりになって、息がつま先から全身にめぐっていく感覚を抱くようにします。ここで注意点としては、これは単なるイメージではなく身体感覚を伴うということです。

④つま先に特に何も感じられなければ、良い悪いの判断をせずに、ありのまま「何も感じない」という感覚を味わい続けます。もし感じないという事実に対して何らかの思いが心に浮かんだら、それに気づきを入れてやり過ごし、またつま先に意識を戻します。

⑤つま先の感覚が呼吸と共にどう変化するかを味わいます。可能な限り意識を集中させて行い、5本の指の感覚を1本ずつ感じ取るようにします。

⑥つま先の感覚を十分に味わったと思ったら、いったん大きく深呼吸して、つま先から意識を離します。次に足の裏に意識を向けて、③、④、⑤と同じ要領でボディスキャンを行います。その後同様に、呼吸と体の感覚の両方を感じながら、かかと、足の甲、足首、ふくらはぎ、向こうずね、膝、ふともも、足の付け根の順に意識を向ける場所を移していきます。右足も同様に観察します。

⑦さらに、お尻、骨盤、腰、背中の下半分、背中の上半分、お腹、胸、肩に移していきます。体の感覚と呼吸に意識を向け続けることを忘れないようにしましょう。

⑧両手は一緒に行います。両手のひら、手首、前腕、ひじ、上腕、首、後頭部、頭頂部、顔に移していきます。

⑨一通り全身をスキャンし終えたら、しばらくの間、あるがままの全体としての身体感覚に気づきを向けます。

⑩何度か大きく深呼吸し、目を開けてゆっくり体を動かして終了します。

中心感覚を鍛える「練丹」のすすめ

ボディスキャンの項目で、現代人が身体感覚に気づきにくくなってしまっていることについて述べましたが、では昔の人はどうだったのでしょうか。

私は、西洋文化がどっと押し寄せてくる以前の日本においては、多くの人がある程度はっきりした身体意識、特に中心感覚といってもよい身体感覚を持っていたのではないかと思います。

それは身体についてのさまざまな表現、中でも「肚（腹）」という言葉に関する表現が多数あることから推察できます。「肚をくくる」「肚が据わっている」「肚ができている」「肚を割って話そう」「肚が大きい」など、中には死語になりつつある表現もありますが、このような言葉が残されていること自体が、肚についての身体感覚を多くの人たちが共有していた証しだと考えられます。

言葉というのは、もともと共通体験を通して生まれます。他者と共同生活する中で、例えば同じものをみるという共通体験を通して、「よし、これを『A』と呼ぼう」ということになり、「A」という言葉が生まれます。

もしある人が勝手に「B」という言葉を作ったとしても、「B」に関しての他者との共通体験がなければ、意思疎通の道具として「B」という言葉は使えません。また、その共通体験が、ごく一部の限られた人々にしか共有し得ないものであれば、その言葉は広まることはないでしょう。

このように考えると、前述のように肚にまつわる言葉が数多く残っているということは、肚という身体感覚を多くの日本人が共有していたと考えるのが妥当です。

では、この肚という感覚は、いったいどういった身体感覚を指すのでしょうか。武術をやる前の私がそうだったように、きっと多くの方はこの「肚感覚」がどんな身体感覚なのか、知識としては知っていても、実際の身体感覚としてはわかっていないかと思います。感覚を言語化することには常に困難がつきまといますが、特に共通体験がないまま特定の身体感覚を言語化することにはそもそも無理があります。

ですので、マインドフルネスで身体感覚に意識を向けたり、これから紹介する練丹法を行うことで、ぜひ皆さんひとりひとりの肚感覚を養っていただければと思います。この練丹法を行うことで、マインドフルネスには必要不可欠な「身体感覚の変化を感じる」ことについての理解が格段に深まると考えています。

さて私は、決して現代人が肚感覚を失ってしまったとは考えていません。というのも、私自身が武術の稽古を通じて肚の感覚を得た経験がありますし、お弟子さんたちに指導すると、早い人は3カ月くらいで肚の感覚がわかってくるのです。

西洋文化の導入に伴って正坐の習慣がなくなったことや、交通手段の発達に伴って歩行距離が短くなったことや歩き方そのものが変わってきたことなど、原因はさまざま考えられるでしょうが、肚の感覚を呼び覚ますような生活習慣がなくなっただけであって、肚の感覚そのものをなくしてしまったわけではないと思っています。

身体感覚というのは不思議なもので、そこを意識して初めて開発されるような性質があります。例えば合気の稽古では、体の先端の感覚や皮膚表面の感覚が開発されますが、これは先に述べたボディスキャン同様、その部位を意識することによって初めて磨かれる感覚です。

なお蛇足ながら、本書で用いている「肚」・「丹田」・「練丹」という言葉は、今や日常で使われることはほとんどなく、人によってはうさん臭く感じるかも知れません。身体感覚が深まるにつれわかってくる微妙なニュアンスの違いがあるのですが、肚・丹田・練丹はそれぞれ、腹・下腹部・腹式呼吸という言葉に置きかえて読んでいただいても差し支えありません。

肚を鍛える練丹法

練丹とは、丹田＝肚を練る（鍛える）ことで、現在では武術をやっている方以外にはあまりなじみのない言葉かと思います。丹田とは、もともと道教の言葉です。東洋の文化においては、古くから「気」のような何らかの生命エネルギーが存在すると考えられてきました。

そして例えばインドのヨーガでは、エネルギーの中心となる場所は7つのチャクラであると考えますし、中国の道教では上丹田・中丹田・下丹田の3つであるとしています。

このなかの下丹田が、日本ではいわゆる丹田と呼ばれている場所です。このように、インドにおいては7つ、中国においては3つと考えられたエネルギーの中心が、日本ではただ1つ、丹田にあるとされたことは興味深く、簡素を重んじる日本文化の特性を表していると思います。

なお、すでに述べたように、へその下三寸のところにあるという意味で、臍下《せいか》丹田《たんでん》と呼ばれることもあり、武術や練丹法について書かれた古書をひもとくと、いたるところに「臍下丹田に気を沈める」という表現をみつけることができます。

さて、丹田という言葉同様、練丹法のルーツは道教ですが、練丹法は単なる呼吸法、健康法というよりも、先の表現にもあるように「気」を養うための修練法でした。

「気」は科学的には証明されていませんが、中国古代哲学や東洋医学の根幹をなす概念であり、現代の日本でも気に関する言葉が日常生活の中でどれほど使われているか、枚挙に暇がありません。

気の存在や動きなどに伴う感覚を気感といいますが、私が皆さんに練丹をおすすめする理由のひとつは、練丹によりこうした「気感」を養うことが、マインドフルネスには必須である身体感覚を抱くことに大いに貢献すると考えているからです。

このような気の感覚は、武術的には相手と繋がる感覚と関連するのですが、さらに先に述べた自分よりも大きな存在と繋がる感覚に発展していく可能性があると考えています。身体の中心あるいは重心としての肚の感覚がわかってくると、軸がぶれないしっかりした身体を作っていくことができます。

このことは同時に、ぶれない心を育むことにもなります。

皆さんは、「悲しいから泣くのか、泣くから悲しいのか」と聞かれたら何と答えるでしょうか。「そんなのは悲しいから泣くに決まっている」という声が聞こえてきそうですが、どうやら必ずしもそうではないらしいのです。

心理学者のウィリアム・ジェームズとカール・ランゲは、「末梢の身体生理的変化を脳が知覚したときに感情が起こる」と考え、実験でいくつかの例を検証し、この問いに対して「泣くから悲しい」のだ、と答えました。

もちろんすべての生理現象がこの理論で説明できるわけではありませんが、この説に基づけば、肚を整えることが心を整えることに直結するということが理解しやすいかと思います。

実際に、気持ちが揺れ動いているようなときには姿勢が悪かったりするものです。そんなときには、まず姿勢を正し、これからご紹介する丹田呼吸法で肚を整えるようにしてみてください。

丹田呼吸法

丹田呼吸にもさまざまな方法がありますが、ここでは私が、導引（練丹）の心得もある武術の師匠から教えていただいた方法をご紹介します。非常にシンプルな方法ですが、それゆえ入りやすく続けやすいと思います。

姿勢は、186ページで紹介した呼吸に意識を向ける瞑想と同様です。空気中のエネルギー（気）を取り入れるようなイメージで鼻から息を吸いながら、腹部全体が（上腹部・下腹部ともに）膨らむようにします。

続いて、取り入れた気のエネルギーを下腹部（丹田）にとどめるような気持ちで、下腹部はへこまさず、上腹部はへこませながら鼻から息を吐きます。このときには、下腹部はむしろやや突き出すような感じになります。

ここでの注意点としては、上腹部、特にみぞおちに力が入らないようにすることです。みぞおちに力が入ってしまいやすい方は、下腹部にエネルギーを貯めるような感覚についてはいったん忘れて、まずはみぞおちの力を抜くことを優先させてください。非常にシンプルな方法ですが、次第に丹田の感覚が養われていきます。

おわりに

本書を最後まで読んでくださった読者の皆さまに感謝申し上げます。

私が本書を通じて皆さんにお伝えしたかったことが特に3つあります。

1つ目は、「セルフケア」についてです。本書ではイライラ対策・予防という視点でさまざまな方法を紹介しましたが、いずれもセルフケアの技法であり、健康を維持したり、生活習慣病の改善・予防に結びつく「良習慣」となり得るものばかりです。皆さんの生活習慣に取り入れていただけたら大変うれしく思います。

2つ目は、身体感覚を含めた「体」の大切さです。本文中でも触れたように、利便性を追求してきた近現代においては、ともすると体を使うことが疎かにされがちです。ボディ・マインド・スピリット三位一体の健康は、体をベースに成り立っていることを、今一度強調しておきたいと思います。とにかく迷った時にはまず行動ありき。それから「今この瞬間」の身体感覚は、誰にも邪魔されない自分だけの大切な場所である、ということを、どうか忘れずにいてください。

3つ目は、「発想の転換」の重要性です。真逆の発想をしてみることで、八方塞がりに思えたことでも何らかの解決の糸口が見つかったりするものです。

古来、日本人はマイナスをプラスに転じるような発想が得意でした。例えば「祟り神」という言葉があります。スサノオノミコトによって退治されたヤマタノオロチは代表的な祟り神ですが、ヤマタノオロチから現れ出た宝剣は三種の神器として祀られています。これは、人々に災いをもたらす存在を崇め奉り、マイナスをプラスに転じてしまおうという大胆な発想です。「祟《たた》る」と「崇《あが》める」という漢字が極めて似ている点はとても興味深く、こうした発想の転換を表しているように思えてなりませんが、いずれにしてもこのような柔軟な発想をし得る素地が、私たち日本人のDNAには刻まれています。行き詰まったときにはこの話を思い出して、大胆な発想をしていただければ幸いです。

本書が少しでも皆さまのお役に立てることを心より願って筆を置きます。

参考図書

『ストレスに負けない脳』ブルース・マキューアンほか著、星恵子監修、桜内篤子訳、早川書房
『ストレスに負けない生活』熊野宏昭著、ちくま新書
『ストレス・マネジメント入門 自己診断と対処法を学ぶ』中野敬子著、金剛出版
『ストレスマネジメント入門』島悟、佐藤恵美著、日経文庫
『リラクセーション反応』ハーバート・ベンソンほか著、中尾睦宏ほか訳、星和書店
『奇跡の脳をつくる食事とサプリメント』ジーン・カーパー著、丸元淑生訳、角川春樹事務所
『「うつ」は食べ物が原因だった！』溝口徹著、青春出版社
『腸内フローラ10の真実』NHKスペシャル取材班著、主婦と生活社
『脳を鍛えるには運動しかない！』ジョンJ．レイティほか著、野中香方子監修・訳、日本放送出版協会
『時間がない人のための3分間スポーツ術』窪田登著、三笠書房
『「マフェトン理論」で強くなる！』フィリップ・マフェトン著、中塚祐文訳、ランナーズ
『温泉と健康』阿岸祐幸著、岩波書店
『加温生活「ヒートショックプロテイン」があなたを健康にする』伊藤要子著、マガジ

ンハウス
『実践自律訓練法』佐々木雄二著、ごま書房新社
『8時間睡眠のウソ。日本人の眠り、8つの新常識』川端裕人、三島和夫著、日経BP社
『図解やさしくわかる認知行動療法』福井至ほか監修、ナツメ社
『こころが晴れるノート』大野裕著、創元社
『自分でできる対人関係療法』水島広子著、創元社
『「怒り」がスーッと消える本』水島広子著、大和出版
『改訂版 アサーション・トレーニング』平木典子著、金子書房
『スタンフォードのストレスを力に変える教科書』ケリー・マクゴニガル著、神崎朗子訳、大和書房
『オキシトシン：私たちのからだがつくる安らぎの物質』シャスティン・ウヴネース・モベリ著、瀬尾智子ほか訳、晶文社
『オプティミストはなぜ成功するか』マーティン・セリグマン著、山村宜子訳、パンローリング
『自分を変える気づきの瞑想法』A.スマナサーラ著、サンガ
『マインドフルネスストレス低減法』ジョン・カバットジン著、春木豊訳、北大路書房
『身体感覚を取り戻す』斎藤孝著、日本放送出版協会

●著者プロフィール

松村浩道（まつむら・ひろみち）

1966年生まれ。医療法人社団藍風会 江の島弁天クリニック理事長。米国ストレス研究所日本支部代表。日本医科大学卒。同大学附属病院麻酔科、関東逓信病院（現NTT東日本関東病院）ペインクリニック科、氏家病院麻酔科・精神科を経て現職。痛みの治療に携わり全人的な医療を志す過程で、精神医療、東洋医学、栄養療法、温泉医学、その他補完代替医療に通じ、現在はさまざまな不調を抱える方に対して、心身相関を重視した包括的な診療を行っている。大東流合気柔術免許皆伝。

マイナビ新書

対人関係のイライラは医学的に9割解消できる

2016年5月31日　初版第1刷発行

著　者　松村浩道
発行者　滝口直樹
発行所　株式会社マイナビ出版
〒101-0003　東京都千代田区一ツ橋2−6−3　一ツ橋ビル2F
TEL 0480-38-6872（注文専用ダイヤル）
TEL 03-3556-2731（販売部）
TEL 03-3556-2733（編集部）
E-Mail pc-books@mynavi.jp（質問用）
URL http://book.mynavi.jp/

装幀　アピア・ツウ
DTP　富宗治
印刷・製本　図書印刷株式会社

 ISBN978-4-8399-5508-3

Printed in Japan